结直肠加速康复外科实践

主编 迟强

科学出版社

北京

内 容 简 介

本书深入阐述了加速康复外科在结直肠手术围术期运行中的营养支持、脏器功能评估、护理措施、临床实践和并发症处理等,对近年来国内外加速康复外科在结直肠疾病治疗领域的最新动态进行了总结和评述。

本书以结直肠手术为主线,紧密结合其手术特点阐述加速康复外科的具体实践,内容既具有普遍性,又有专科特色,可供结直肠外科专业医师和护士阅读,同时也能为其他科室临床医师和护士及相关研究人员提供参考。

图书在版编目(CIP)数据

结直肠加速康复外科实践 / 迟强主编. —北京:科学出版社,2022.6
ISBN 978-7-03-072495-3

Ⅰ.①结… Ⅱ.①迟… Ⅲ.①结肠疾病–外科手术–康复②直肠疾病–外科手术–康复 Ⅳ.①R656.909②R657.109

中国版本图书馆 CIP 数据核字(2022)第 100767 号

责任编辑:马晓伟 刘 川 / 责任校对:杨 赛
责任印制:赵 博 / 封面设计:吴朝洪

科学出版社 出版
北京东黄城根北街 16 号
邮政编码: 100717
http://www.sciencep.com
三河市春园印刷有限公司 印刷
科学出版社发行 各地新华书店经销

*

2022 年 6 月第 一 版 开本:787×1092 1/16
2022 年 6 月第一次印刷 印张:8 1/2
字数:190 000
定价:78.00 元
(如有印装质量问题,我社负责调换)

主 编 简 介

迟强 主任医师，教授，博士研究生导师，哈尔滨医科大学附属第二医院普外三科主任、临床营养支持中心主任，东北三省肠瘘治疗中心主任，首届"龙江名医"称号获得者。兼任中华医学会肠外肠内营养学分会常委，中华医学会肠外肠内营养学分会肿瘤学组副组长，中华医学会肠外肠内营养学分会老年学组委员，中华医学会外科学分会营养支持学组委员，中国医师协会外科医师分会肠瘘外科医师委员会副主任委员，中国医师协会循证医学专业委员会临床营养学组委员，中国老年保健医学研究会老年胃肠外科分会副主任委员，中国研究型医院学会腹膜后与盆底疾病专业委员会常委，东北三省肠外肠内营养支持专业委员会主任委员等。

1992年师从我国胃肠外科创始人之一、中国工程院院士黎介寿，学习胃肠外科及危重症患者的外科治疗及营养支持技术（TPN），并于同年率先在黑龙江省引进开展；擅长处理普外科常见病、多发病，以及急症、重症和一些疑难杂症，特别是对消化道瘘、肠衰竭、肠梗阻、重症胰腺炎及危重症患者的外科治疗；能熟练完成甲状腺癌、乳腺癌、胃癌、结直肠癌，肝、胆、脾、胰及肛门病[如吻合器痔上黏膜环切术（PPH）]等各种手术，能熟练完成腹腔镜及3D腹腔镜胆囊切除、结直肠癌切除，尤其对胃肠道疾病（如肿瘤、梗阻、肠瘘、出血、便秘等）有非常丰富的治疗经验；率先在东北三省开展出血少、费用低、效果好的折刀位入路直肠癌根治术。从事普外科专业30余年，完成各种手术1万余例。2012年率先在东北三省开展加速康复外科应用，特别是在胃肠道手术方面；现为东北三省外科营养支持及加速康复外科学术带头人。

《结直肠加速康复外科实践》编写人员

主　编　迟　强

副主编　周军德　孙博实　曲晓菊

编　者　（按姓氏笔画排序）

王　莉　王海宽　冯　亮　冯荣贵

衣立业　李　欣　杨　皓　吴　妍

吴成威　林　竹　陶宣辰　戚智冬

前　言

1993 年，丹麦外科学家 Kehlet 首次提出"手术患者的康复速度与所受围术期应激程度成反比""应激越弱，康复越快"等理念，并提出一系列优化围术期处理的措施，如缩短进食时间、减少留置各种管道的刺激、应用微创技术、术后早期进食及活动等，并将之率先应用于结直肠外科患者，手术患者在术后 2～3 日即可出院。Kehlet 将这一处理程序称为"fast-track surgery"（快速康复外科）。之后这一处理程序引起了外科医生的兴趣，被广范应用并给予多种命名，如"fast-track rehabilitation"（快速完成康复）、"fast-track rehabilitation in surgery"（快速完成康复外科）与"enhanced recovery after surgery program"（术后加速康复程序）等。2010 年欧洲成立了围术期加速康复外科学会[Enhanced Recovery After Surgery（ERAS）Society for Perioperative Care]。2006 年这一理念被引入我国，2015 年我国首个加速康复外科学组成立，其后迅速发展，普及至结直肠外科、胃外科、骨外科、心胸外科、神经外科等。通过多学科的实践，证实其效果明确，在一定程度上降低了术后并发症发生率，缩短了术后住院时间，降低了住院费用，自此我国"加速康复外科"进入快速发展阶段。但部分医院由于患者量较少，相关科室合作欠紧密，加速康复外科实施过程中出现了一些问题，如术后出现并发症不知如何解决，因此亟需正确的理论与实践经验指导。

本书由黑龙江省医师协会加速康复外科专业委员会组织 16 名临床一线专家，结合多年临床经验编写而成，囊括了加速康复外科的发展简史、围术期处理、营养支持、临床实践、并发症处理等方面，内容丰富、实用性强，是一本理论与实践紧密结合的参考书。

本书从组织、撰稿到最终能够顺利出版，无不凝结着各位编者的心血。在此，感谢东部战区总医院以黎介寿院士为首的专家团队及浙江大学医学院附属第二医院梁廷波教授团队为本书编写工作提供的指导，感谢本书的各位编者，感谢社会各界人士的支持。书不言尽，翰墨难写点妍画丽；画不足意，线条难描山绿水长。因编写时间紧迫和编者水平有限，书中难免存在不足之处，同时，书中也会涉及一些目前学术上尚存在争议的内容，敬请各位读者提出宝贵意见，以便再版时补充更正。

迟　强

2021 年 10 月

目　　录

第一章　加速康复外科历史与现状

第一节　加速康复外科的概念

加速康复外科（enhanced recovery after surgery，ERAS）是以患者为中心，以循证医学为依据，由外科、麻醉、护理、营养等学科共同参与，针对围术期的一系列优化措施，其目的在于最大程度减轻围术期应激反应，维持内环境稳定，从生理及心理上加速患者康复，提高患者满意度。加速康复外科既往又称快通道外科（fast track surgery，FTS）、加速康复路径（enhanced recovery pathway）、加速康复项目（enhanced recovery after surgery program）等。其核心内容主要包括五个方面：①围术期多模式镇痛；②术后早期下床活动；③术后早期进水、进食；④避免或减少使用胃管、腹腔引流管等；⑤控制性输液，避免过多或过少的液体输注。根据疾病的不同，具体实施方案也不尽相同，但其宗旨都是在保证患者受益最大化的前提下，尽可能地减少术后并发症，缩短住院时间，降低住院费用。

ERAS 是一项全新的现代医学理念和治疗模式，影响术后恢复的主要因素包括疼痛、应激反应、器官功能障碍、腹胀、肠麻痹、饥饿和各种导管限制。国内外研究均表明，采取 ERAS 理念后，患者术后并发症发生率明显减低，康复速度明显提高，减少了术后住院时间及住院费用，提高了床位周转率，具有良好的卫生经济学效益。有学者将其称为继腹腔镜手术后结直肠外科的第二次革命。除了满意的短期效果，ERAS 亦能显著改善结直肠癌患者术后的五年生存率，并且对于 ERAS 方案的依从性越高，效果越明显。加速康复外科以患者为中心，强调高质量的医疗与护理。对于患者而言，ERAS 使整个治疗过程满意度提高，痛苦经历减少，医疗费用也降低了。对于社会，ERAS 降低了医疗费用，提高了床位周转率，促进了医疗资源的合理利用，也缓解了大医院看病难的问题。对于医院，ERAS 在增进多学科互动、提升服务质量的同时也降低了医疗费用，与新医改政策相吻合。对于医护工作者，ERAS 则提高了工作成就感。

ERAS 给人最深刻、最直观的印象就是患者住院时间的缩短，但这并不是 ERAS 的主要追求目标。患者的康复速度与其身体营养状况、基础疾病等客观因素密切相关，因此，如果将缩短术后住院时间作为加速康复外科的主要追求目标，则可能会增加术后并发症风险及非计划再入院率。相信随着 ERAS 理念的推广和应用，围术期相关措施将进一步规范，ERAS 的内容和方法必将进一步拓展。

第二节 加速康复外科的主要内容

一、术前宣教

患者的依从性是快速康复能否达成的重要影响因素之一。提前并详尽告知患者及家属加速康复外科相关理念知识，并在随后的治疗过程中不断强化宣传，是保证患者及家属能够理解并配合的基础。宣教内容应包括：①加速康复外科的优点；②加速康复外科围术期处理措施与传统方法的不同，如术前 2h 可口服流质碳水化合物、不进行机械性肠道准备、术后早期经口进食等，并在特定时间给予患者鼓励；③对促进康复的各种建议，并主动解答治疗过程中患者及家属可能存在的各种疑惑。只有患者及家属基本了解了加速康复外科，才能提高其依从性，保证其执行效率。

二、微创及精准手术

创伤是患者最重要的应激因素，直接影响患者术后康复过程。与传统开腹手术相比，传统腹腔镜手术、3D 腹腔镜手术和达·芬奇机器人手术的优点是出血少、创伤小、痛苦小、恢复快、住院时间短。应根据患者状态、肿瘤分期和外科医生的技术，选择合适的手术方案；提倡在精准、微创、损伤控制的理念下完成手术，以减少创伤应激；应保证手术质量，针对外科并发症进行预防，减少术中出血，缩短手术时间，避免术后并发症，促进术后恢复，达到无痛、无风险的最终目标；实现以最小创伤获得患者最快的康复、最佳的疗效。以往的研究表明，接受微创手术联合 ERAS 处理措施的患者，其免疫功能优于单纯腹腔镜手术或开放手术联合 ERAS 处理措施的患者。免疫功能的保护可能有利于患者的长期生存，尤其是术后循环肿瘤细胞的早期治疗，这可能对提高肿瘤患者长期生存率具有潜在的好处。

三、麻醉与疼痛管理

传统的腹部手术，普遍采用全身麻醉方式，术后多采用阿片类药物进行镇痛，虽然镇痛效果明显，但是持续时间短，需要反复用药，并且伴有恶心、耐药及依赖成瘾性等副作用，使用时需慎之又慎，现仅在暴发性疼痛时应用。若没有有效的镇痛方案，会在一定程度上加重患者的应激反应，并且因为疼痛不适，对患者的早期肠内营养和早期功能锻炼产生不利影响。有效的疼痛管理方式对于 ERAS 方案的实施起着重要作用。对此 ERAS 建议采取术前预防性镇痛结合麻醉药伤口局部浸润麻醉联合硬膜外镇痛泵的多模式镇痛方案，以求达到最好的镇痛效果，降低不良反应。

非甾体抗炎药（NASID）作为一种理想的术前预防性镇痛药物，能够减少外周和中枢前列腺素的产生，减少组织损伤和炎症带来的疼痛，并且减少机体疼痛反应所引起的外周及中枢敏化。若无禁忌证，可在围术期进行规律用药。而对于胸段硬膜外麻醉（thoracic epidural analgesia，TEA）或硬膜外镇痛泵（epidural analgesia，EA），Bran 及 Rodgers 等发现其能有效降低内分泌代谢对创伤应激的反应，降低分解代谢增加所导致的负氮平衡引起的围术期风险，并且能有效减少肺栓塞、心肌梗死、肾衰竭等并发症，降低死亡率，同时发现术后 48～72h 应用此方案效果最佳，能够有效减轻术后疼痛、恶心、呕吐，减少术后并发症。也有研究表明，对于腹腔镜手术，蛛网膜下腔麻醉、静脉麻醉及患者自控性药物镇痛（patient-controlled anaesthesia，PCA）与硬膜外麻醉具有相同的效果。多模式镇痛的最后一个重要组成部分就是局部麻醉药区域阻滞，它不仅能减轻术后应激反应，并且能够减少患者术后对镇痛药的需求，减轻潜在的胃肠道不良反应。多种镇痛方式共同作用，是患者术后早期经口进食、早期下床活动的前提和保障。

四、术中体温及液体管理

在体温中枢的精确调控下，人体能够对体温进行精确的调节，然而，由于麻醉对体温控制中枢的影响、手术时间过长、大量输注低温液体等，术中低体温时常发生，可加重术后应激反应，增加不良反应发生率。因此，避免术中低体温显得十分必要，往往可以从室温控制、盖被、温盐水冲洗腹腔、对要输注的液体进行加热等方面着手。同时，ERAS 指南推荐应根据术中患者的液体丢失量来决定输注液体的量，对于因硬膜外麻醉引起的外周血管扩张而导致的低血压，不建议大量输液来进行调控，而是应该应用血管收缩药物。过量的晶体液输入有损于内皮细胞，会抑制和延缓术后胃肠功能的恢复，延长术后康复过程，故限制性输液有助于减少心肺并发症及切口愈合相关并发症。

五、术中、术后管道的管理

传统观念认为，腹部外科手术前常规放置鼻胃减压管，术后应常规放置腹腔引流管。但没有明确的证据表明该措施能够预防吻合口瘘及其他并发症，反而会对患者早期下床活动的效果造成影响，增加患者术后康复的心理障碍。ERAS 指南中明确指出，在腹部择期手术时，不推荐常规放置鼻胃减压管及引流管。这样不仅不会增加患者术后腹腔感染、出血、恶心、呕吐、腹胀、瘘等并发症的发生率，反而可以减少术后患者因留置管道所致的不适反应。对于导尿管，传统观念并没有特别限制，大多放置 3～5 天，甚至更长。ERAS 理念认为，应尽量缩短留置导尿管的时间，这样不仅可以降低尿路感染的风险，增加患者的舒适性，而且并不会增加尿潴留的风险。因此，临床医生应根据患者的实际情况，选择性地使用各类导管，而不应作为常规使用。

六、术后早期经口进食

传统观念认为，术后禁食禁水除了能够预防术后恶心呕吐（postoperative nausea and vomiting，PONV），还能够避免食物增加吻合口张力，保护吻合口，然而这并没有明确的证据。大量研究表明，术后早期肠内进食反而有利于促进肠道功能恢复，降低术后感染率，缩短住院时间。早期经口进食的目的并不单纯在于提供患者所需的热量及营养物质，更重要的是促进肠蠕动，维护肠黏膜的功能。肠管组织的生长、增殖与修复所需要的营养物质均与其直接接触的食糜密切相关，它可以促进肠黏膜细胞生长因子的产生和增强碱性磷酸酶的活性，增强肠黏膜的修复能力，改善其免疫功能，并且也有助于调整肠道菌群，减少肠道菌群的紊乱和肠道菌群移位。因此，经口进食更符合人体生理功能需求，同时能有效减少肠外营养支持所带来的静脉导管相关并发症、代谢性并发症和肝功能损害等副作用。但在术后肠道功能不足、需要休息的现实条件下，给予何种肠内营养制剂，如何给，是摆在外科医生面前的一道难题。肠内营养给的不对、过多或过少都达不到快速康复的目的，这也是目前限制 ERAS 推广的一个重要因素。笔者单位在长期的临床实践中发现，序贯性给予"氨基酸型-短肽型-整蛋白型肠内营养制剂"可满足结直肠患者术后不同功能状态的肠道情况，更加符合肠道恢复的自然过程。

七、术后早期下床活动

早期下床活动被公认为能够减少术后长期卧床相关并发症（如坠积性肺炎、深静脉血栓形成、肺栓塞等），尤其是术后当天下床活动结合早期行肠内营养支持，是成功实施 ERAS 方案的必要条件。因此，我国专家共识推荐，在有效的围术期镇痛模式下，手术后第一日下床活动 1～2h，而以后至出院时每日应下床活动 4～6h。

第三节　加速康复外科的发展历程

1997 年，丹麦 Kehlet 教授最早提出了"快速康复外科"理念，因而被誉为"加速康复外科之父"。加速康复外科（ERAS）理念首先在结直肠外科成功应用并获得认可，并且随着这一理念的成熟，以及人们对 ERAS 认识和理解的进一步加深，ERAS 逐渐在肝胆外科、胃肠外科、骨科、妇产科等多个外科领域也获得成功应用。

2001 年欧洲成立了加速康复外科研究小组（ERAS Study Group），2005 年 ERAS 研究小组发布了《结肠切除手术应用加速康复外科的专家共识》，这是第一部 ERAS 专家共识。2010 年，欧洲 ERAS 研究小组更名为 ERAS 协会，并召开了欧洲第一届 ERAS 学术大会；2013 年，美国 ERAS 协会成立。2007 年，黎介寿院士首次将加速康复外科的理念引入中国，2015 年在南京召开了中国第一届加速康复外科全国大会并成立了中国第一个加速康复外科的专家委员会，发布了第一部 ERAS 中国专家共识《结直肠手术应用加速康复外科中国专家共识（2015 版）》。ERAS 专家共识和专家委员会的成立极大提升了国内医务人员对 ERAS 的热情和认知，使 ERAS 理念逐渐在国内被广泛接受并深入推广起来。江苏、福建、吉林、黑龙江等省份也先后成立了加速康复外科的学组或协作组。各专业委员会及学术组织陆续发表各个外科领域的 ERAS 中国专家共识，进一步推动了中国 ERAS 事业的蓬勃发展。2017 年我国发表了首部《胃癌胃切除手术加速康复外科专家共识》。2017 年底，赵玉沛院士代表的中华医学会外科学分会与 Olle 教授代表的国际加速康复外科学会，在北京共同签订了双方的战略合作计划，此举表明中国 ERAS 项目从此走向国际舞台。2018 年 1 月，在中华医学会外科学分会主任委员赵玉沛院士、中华医学会麻醉学分会主任委员熊利泽教授的领导下，两个权威的专业学会首次合作发表了《加速康复外科中国专家共识及临床路径管理指南（2018 版）》，首次提出 ERAS 实施的中国指南，此举标志着中国 ERAS 的推广达到了一个崭新的高度。2019 年 11 月，国家卫生健康委员会发布《国家卫生健康委办公厅关于开展加速康复外科试点工作的通知》，并首批选择骨科开展试点工作，此举说明，加速康复外科得到了国家层面的认可与高度重视，其必将成为未来外科的发展方向。

第四节　加速康复外科目前的难题

ERAS 在国际上已推广应用 20 余年，在国内也已推广应用 10 余年。尤其是近两年，ERAS 进入了快速发展阶段，参与单位和学科越来越多，医院管理和卫生主管部门积极推进，相关研究文章发表数量明显增加，高质量的临床和基础研究不断深入。但是由于多方面原因，ERAS 目前在国内外科领域的推广和普及程度仍难以令人满意。许多医疗单位采取的只是 ERAS 的一部分方案，很难实现真正意义上的加速康复。其原因是多方面的，既有医护人员和患者认识上的不足，也有传统诊疗模式和国家卫生政策方面的原因。

一、传统习惯的困扰

随着 ERAS 理念的推广普及，ERAS 在教学医院、大型综合医院已得到较好的应用，然而对于偏远地区，其开展效果并不理想。部分医疗机构或者临床医生往往只采取其中一种或数种策略，甚至是完全不应用 ERAS 理念，当未看到患者预后明显改善时，常会导致失望，阻碍了 ERAS 的进一步实施。例如，ERAS 理念提出，患者术前不需要长时间禁食水，术前 2h 可进食流质碳水化合物，以减轻患者术后胰岛素抵抗，术后早期肠内营养支持有助于肠道功能恢复，并且能够减少肠外营养支持所带来的静脉导管相关并发症、代谢性并发症和肝功能损害等副作用。尽管大量循证医学证据表明此项措施是安全的，并不会增加手术风险及导致并发症，然而传统的术前禁食禁水及术后肠外营养支持的观念早已根深蒂固。当新的诊疗方式似乎违背现有的医护模式时，使医护人员信服这种变化所带来的益处往往比较困难。医务人员任何言行不一都可能造成病房护理人员的混乱和不确定性，这种对 ERAS 理念的不自信最终会传递到患者身上。此外，目前大多数患者及家属对围术期的了解多来源于身边亲人、朋友的切身经历，缺乏对 ERAS 理念的认识，对 ERAS 相关处理措施并不理解，有时即使临床医生想要实施加速康复外科相关措施，患者也会因为紧张、恐惧而执行不到位。例如，大多数患者及家属认为外科术后应卧床多休息几天，术后早期下床活动会让患者因切口疼痛等问题产生顾虑；术后应等排气排便后才能经口进食，术后早期进食则会加重患者对腹胀，甚至吻合口瘘的担忧。外科医生也会对因此而产生的医疗纠纷是否能够得到妥善处理心存疑虑。传统观念的根深蒂固、固有医疗模式难以转变，往往是 ERAS 理念成功推广的最主要障碍。

二、实施标准的不统一

正如 Kehlet 医生在《胃肠与肝病杂志》（*Clinical Gastroenterology and Hepatology*）上所提到的，ERAS 目前的问题已经不再是讨论加速康复外科治疗模式是否优于常规外科治疗，而是如何确保进一步规范、优化并执行加速康复外科的相关策略。尽管国内外及各领域都制定了 ERAS 指南，但是在具体方案的一系列措施中，究竟哪些措施是必需的，哪些是可以选择性执行的，目前来说并没有一个严格的标准。我们在注意到 ERAS 的共性特征时，也不能忽略患者的个体化差异。ERAS 的成功实施不仅需要理论依据，还需要参与施行的医生具有丰富的临床经验，能够根据患者的具体情况来实施，而不是根据所谓的"共识""指南"照本宣科。针对不同患者、不同疾病、不同术式，甚至是不同的年龄、不同的性别、不同的工作，都需要实施不同的 ERAS 方案。例如，应用微创技术和 ERAS 可以使约 60% 的结直肠癌患者在术后 72h 内出院，但基础疾病多、手术时间长、急诊手术、美国麻醉医师协会（ASA）分级高或出现术后并发症的患者的数量仍占 40% 左右。这就需要医生准确地把握 ERAS 实施原则，个体化应用于每一位患者，最终使患者受益。

三、现有医疗体系的限制

与发达国家健全的卫生体系不同，我国三级卫生服务系统仍不够完善。以笔者所在单位而言，大量患者居住在农村、乡镇或外省市，他们对当地医院存在一定的"不信任"，故千里迢迢到"大医院"就医。目前国内延续护理机制的不健全以及家庭看护条件的薄弱，使得患者对术后早期出院是否会出现营养不良、伤口感染等问题感到担忧。患者及其家属相关医疗知识水平较低，让其充分理解和落实出院后的饮食、后续治疗和护理也很不现实。在这种医疗环境下，让手术后的患者直接回家，对于患者和医生来说都是相当堪忧的事情。另外，ERAS 虽使得医疗效率提高，但医护人员的工作量却大为增加，并且外科医生常年超负荷工作，在这种工作强度下，医生能否做到在患者出院后 24~48h 电话随访，定期监测患者的病情变化，患者一旦出现并发症，医院能否配备接收再入院患者的快速窗口，这些都是我国现有卫生服务系统的局限性，是我国医生在推广和实施加速康复外科过程中必然面临和亟待解决的问题。

四、缺乏相关政策支持

目前国内 ERAS 理念的推广和普及主要依靠各个专业学术团体以及具有一定经验的医疗机构，但各级卫生主管部门尚缺乏统一的认识，缺乏相关政策支持。在这种背景下，加上部分媒体对目前医患关系的选择性报道，使得不管是医院领导层还是临床一线医护人员，在实际工作中一味求稳，过分强调"医疗安全"，不想也不敢变革，这也限制了 ERAS 在国内的广泛开展。

第五节 促进加速康复外科推广发展的相关策略

针对目前 ERAS 理念在我国发展中所面临的各种困难，为更好、更大范围、更全面地推广 ERAS 理念，我们提出以下 ERAS 发展策略。

一、实现指南与共识的本土化、数据化

ERAS 国际学会发布的多部指南早期主要涵盖结直肠外科手术，到目前已涉及胃肠、妇科、骨科等亚专科。在我国，由中华医学会肠外肠内营养学分会、中国医师协会麻醉学医师分会、中华医学会骨科学分会关节外科学组及中国加速康复外科专家组分别发布了各自专业的 ERAS 专家共识。但是这些 ERAS 专家共识所参考的文献主要来自国外发表的文章，缺乏国内多中心随机对照临床研究数据。事实上，国内目前基本没有关于 ERAS 的大样本多中心随机对照前瞻性研究，一些重要的代表性文献也只是回顾性病例总结分析。这导致我国 ERAS 专家共识由于缺乏来自本地研究数据的有力支持，证据强度和推荐等级的力度不够，进一步导致其被采纳程度下降。此时，与指南和共识相比，传统的围术期处理方案往往占上风，这在一定程度上限制了 ERAS 的推广和普及。因此，中国的 ERAS 专家共识和指南迫切需要本土数据的支持，大样本多中心随机对照前瞻性临床研究及基础研究势在必行。目前人们对 ERAS 理念背后包含的复杂的病理生理学机制及其相互关系知之甚少，也不够深入。机体免疫功能、代谢规律的变化，细胞和组织因子的释放及其利弊，炎症的"双刃剑"效应、炎症和肿瘤细胞生长的关系，肿瘤复发与患者长期生存的关系，化疗、免疫治疗、靶向治疗等治疗方法与 ERAS 的内在联系，激素的作用及其利弊等，这些内涵有待于今后临床与基础研究紧密结合，加以厘清。

同时，我们还应注意到，在各种国内外加速康复外科共识及指南中，ERAS 的主要内容达 10 多项甚至 20 多项。Kehlet 教授强调，过多的条目及措施可能会影响执行的依从性，进而影响 ERAS 实施的临床效果。因此，在着重指南与共识的本土化进程中，还应注意区分 ERAS 各项措施的层次，精简优化 ERAS 内容，确保 ERAS 各项措施的执行效率。正如欧洲 ERAS 协会主席 Olle 教授所说，ERAS 的指南永远在变化，ERAS 永远在路上。

二、建立健全 ERAS 诊疗体系及配套设施

一套成熟的 ERAS 方案或流程应该是区别不大且相对固定的，并覆盖患者入院前、入院时、出院后整个过程。但是我国的卫生服务体系、医疗资源分布、患者情况、医患关系与西方国家存在较大不同，即使在国内，也面临着发达地区和偏远地区的差异。因此，在我国推广和普及加速康复外科，如何构建一个安全的、行之有效的 ERAS 体系及配套设施

应是最为重要、最为紧迫的。

首先，我们应积极建立 ERAS 理念院前科普推广宣传平台。目前我国 ERAS 理念实施过程中，均是从患者入院时进行宣教，从其接触 ERAS 到进行手术，时间较短，而普通民众缺乏医疗相关专业知识，并且在接受宣教之前，往往接受了大量重复、自相矛盾、与自身疾病无关的信息，加上受传统观念的影响较重，其对 ERAS 理念的理解往往受到一定影响。为了保证和提高 ERAS 各项措施的执行效率，加深患者对 ERAS 的理解很有必要，这就需要在术前对患者进行多次宣教，而目前国内紧张的医疗资源，使得这一基本措施执行力度不够。因此，积极建立院前科普宣教平台的意义重大。可以通过医院官网、微信公众平台和其他网络媒体等多种媒介进行科普宣传，使普通群众对于 ERAS 有基本了解。

其次，建立 ERAS-MDT（多学科合作）团队，确保围术期安全。外科、麻醉、护理、营养、行政等诸多部门的多学科合作是成功开展 ERAS 的重要保证。ERAS 理念在我国发展初期，多是由外科医生推广，尤其是结直肠外科医生。因此，早期的 ERAS 工作方式是基于某个亚专科单打独斗的模式，以外科医师为主导，并在外科医师的指导下，病房护士共同参与并予以实施的医护 ERAS-MDT 模式。虽然这种模式易于操作，但在临床实际应用过程中也面临着一定问题。从 ERAS 理念来看，一套完整成熟的 ERAS 措施包括术前、术中与术后三个部分，是以患者为中心的多维度的医疗质量的改进和提高。原始的医护 ERAS-MDT 模式没有体现麻醉医师的作用和工作范围，也未涉及手术室护士的分工。外科医生着重关注外科问题，麻醉医师则更加看重麻醉相关的问题，各专业之间缺乏通畅的交流渠道。麻醉医师和手术室护士可能不够了解手术的主要步骤，无法完全估计手术风险并为手术做好充分准备；而外科医生可能一味地要求麻醉医师为手术提供更加有利的条件，而忽视了患者的心肺疾病，最终导致安全事故。这种各专业"各自为战"式的、碎片化的医疗服务并不符合 ERAS 理念的要求。即使现在国内部分医疗中心已经将外科医师、麻醉医师、护士、营养师、临床药师等相关人员组建为 MDT 团队，但其合作模式仍处于探索阶段，依然面临着以下问题：部分医务人员还没有完全接受 ERAS 理念，参与度低；各专科都强调将各自专业内容整合到 ERAS 方案中，使得方案内容繁杂，实施难度大；对于有高危因素的患者的术前教育、术前评估、术前准备、治疗等方面还存在不足，从而导致 ERAS 方案的失败率增加；多学科之间的协调、围术期各环节的无缝衔接尚有待进一步优化，这也在一定程度上限制了 ERAS 的深度发展。因此，在 ERAS-MDT 团队的建设和应用中，要做到各专业成员之间的平衡与互补，使团队成员分工协作，应用新理念、新技术，注重优化临床细节，规范 ERAS 的临床应用流程，最终实现良好的多学科协作和医护人员的良好配合，在团队中充分发挥学科交叉和互补的作用。团队全体成员一定要把患者的预后作为一个非常重要的评价指标，为患者选择最佳的治疗方案，提高 ERAS 实施的依从性，从而达到患者无风险、加速康复的最终目标。

最后，建立 ERAS 术后患者随访与指导中心及非计划再入院绿色通道。在 ERAS 理念指导下的外科患者，术后住院时间缩短，但也面临着新的问题。目前国内家庭护理条件的薄弱和不健全的延续护理机制，以及患者及其家属相关医疗知识水平较低，使其充分理解和落实出院后的饮食、运动指导及康复治疗建议较难。患者对出院后的疼痛、切口感染等问题的担忧，以及家属对家庭看护感到麻烦，也限制了 ERAS 临床实际应用的发展。而繁琐的临床工作，使得临床医生和护士难以做到及时随访和指导。同时，虽然大量循证医学证据表明 ERAS 措施可以减少手术并发症，但并不是完全没有并发症，患者出院后出现并发症时，能否被及时发现和对症处理可能难以保障。因此，建立专门的 ERAS 随访指导中心和再入院绿色通道十分必要，并聘用专人在培训后进行专职工作，在不同时间段对患者进行及时的随访和康复指导，不仅能够减轻临床医护人员的工作负担，也能为患者术后加速康复提供保障，减轻患者及家属的担忧和负担。

三、建立 ERAS 安全评价管理体系

加速康复外科的核心内容涵盖了"加速"和"康复"两个方面，但其根本目标还应该是"康复"。结合我国目前的医疗现状，如何增强围术期的医疗质量、促进患者安全显得尤为重要。因此，在推广、实践 ERAS 过程中，如何确保围术期安全成为关键考量，患者是否康复为其重要考量指标。首先，需要建立一个 ERAS 安全核查评估制度，对 ERAS 实施过程中的各项内容是否达标予以评估，确保 ERAS 项目的顺利实施并最终达到安全康复的目标；其次，建立疑难病例、失败病例讨论制度，对失败的 ERAS 案例进行及时总结、反思。在构建 ERAS 安全核查评估制度的过程中，既要强调安全制度，更要强调责任心。只有认真、负责，才能尽量减少不良事件。在比安全制度更高的高度上，还要建立安全文化，将安全制度在潜移默化和日积月累中渗透进每个人的血液。医疗服务的规范化和标准化也是医疗安全的必要条件，而规范和标准则来源于不断地学习和培训。医学是一个终身学习的专业，无论是麻醉医师，还是外科医生，都应当与时俱进，加强对新理念与新知识的学习，加强对 ERAS 指南与共识的学习和贯彻，并及时转化应用于临床。对特定的疾病、特定的患者制订个体化的方案，保证患者利益最大化，风险最小化。

参 考 文 献

陈凛，陈亚进，董海龙，等，2018. 加速康复外科中国专家共识及路径管理指南（2018 版）[J]. 中国实用外科杂志，38（1）：1-20.

江志伟，黎介寿，汪志明，等，2007. 胃癌患者应用加速康复外科治疗的安全性及有效性研究[J]. 中华外科杂志，45（19）：1314-1317.

江志伟，李宁，2015. 结直肠手术应用加速康复外科中国专家共识（2015 版）[J]. 中国实用外科杂志，35（8）：841-843.

江志伟，李宁，黎介寿，2007. 快速康复外科的概念及临床意义[J]. 中国实用外科杂志，27（2）：131-133.

江志伟，易学明，黎介寿，等，2012. 快速康复外科应受到医院管理部门的重视和推广[J]. 实用医学杂志，28（1）：5-7.

张扬，李国宏，刘敏，2016. 我国外科出院患者延续护理实施现状及建议[J]. 中华护理杂志，51（4）：409-412.

赵玉沛，姜洪池，2014. 普通外科学[M]. 2 版. 北京：人民卫生出版社.

Brandt M R，Fernades A，Mordhorst R，et al，1978. Epidural analgesia improves postoperative nitrogen balance[J]. Br Med J，1（6120）：1106-1108.

Bucher P，Gervaz P，Soravia C，et al，2005. Randomized clinical trial of mechanical bowel preparation versus no preparation before elective left-sided colorectal surgery[J]. Br J Surg，92：409-414.

Currie A，Soop M，Demartines N，et al，2019. Enhanced Recovery After Surgery interactive audit system：10 years' experience with an international web-based clinical and research perioperative care database[J]. Clin Colon Rectal Surg，32（1）：75-81.

Feldman L S，Lee L，Fiore J，2015. What outcomes are important in the assessment of Enhanced Recovery After Surgery（ERAS）pathways？[J]. Can J Anaesth，62：120-130.

Francis N K，Mason J，Salib E，et al，2015. Factors predicting 30-day readmission after laparoscopic colorectal cancer surgery within an enhanced recovery programme[J]. Colorectal Dis，17（7）：148-154.

Francis N K，Walker T，Carter F，et al，2018. Consensus on training and implementation of Enhanced Recovery After Surgery：a delphi study[J]. World J Surg，42：1919-1928.

Gustafsson U O，Oppelstrup H，Thorell A，et al，2016. Adherence to the ERAS protocol is associated with 5-year survival after colorectal cancer surgery：a retrospective cohort study[J]. World J Surg，40（7）：1741-1747.

Gustafsson U O, Scott M J, Hubner M, et al, 2019. Guidelines for perioperative care in elective colorectal surgery：Enhanced Recovery After Surgery（ERAS）Society recommendations：2018[J]. World J Surg，43：659-695.

Hope N R，Mckinley A J，Feldman L，2011. Does an enhanced recovery programme affect readmission rates following colorectal resection？[J]. Int J Surg，9（5）：368.

Kehlet H，1997. Multimodal approach to control postoperative pathophysiology and rehabilitation[J]. Br J Anaesth，78（5）：606-617.

Kehlet H，2013. Fast-track hip and knee arthroplasty[J]. Lancet，381：1600-1602.

Kehlet H，2015. Enhanced Recovery After Surgery（ERAS）：good for now，but what about the future?[J]. Can J Anaesth，62：99-104.

Leissner K B，Shanahan J L，Bekker P L，et al，2017. Enhanced recovery after surgery in laparoscopic surgery[J]. J Laparoendosc Adv Surg Tech A，27：883-891.

Lewis S J，Egger M，Sylvester P A，et al，2001. Early enteral feeding versus "nil by mouth" after gastrointestinal surgery：systematic review and meta-analysis of controlled trials[J]. BMJ，323（7316）：773-776.

Ljungqvist O，Scott M，Fearon K C，2017. Enhanced recovery after surgery：a review[J]. JAMA Surg，152（3）：292-298.

Nelson G，Bakkum-Gamez J，Kalogera E，et al，2019. Guidelines for perioperative care in gynecologic/oncology：Enhanced Recovery After Surgery（ERAS）Society recommendations-2019 update[J]. Int J Gynecol Cancer，29：651-668.

Ochroch E A，Mardini I A，Gottschalk A，2003. What is the role of NSAIDs in pre-emptive analgesia?[J]. Drugs，63：2709-2723.

Pedziwiatr M，Kisialeuski M，Wierdak M，et al，2015. Early implementation of Enhanced Recovery After Surgery（ERAS）protocol-compliance improves outcomes：a prospective cohort study[J]. Int J Surg，21：75-81.

Tanguy M，Seguin P，Mallédant Y，2007. Bench-to-bedside review：Routine postoperative use of the nasogastric tube-utility or futility?[J]. Crit Care，11（1）：201.

Taupyk Y，Cao X，Zhao Y，et al，2015. Fast-track laparoscopic surgery：A better option for treating colorectal cancer than conventional laparoscopic surgery[J]. Oncol Lett，10（1）：443-448.

Thanh N X，Chuck A W，Wasylak T，et al，2016. An economic evaluation of the Enhanced Recovery After Surgery（ERAS）multisite implementation program for colorectal surgery in Alberta[J]. Can J Surg，59：415-421.

Wilmore D W，2000. Therapy which enhances surgical recovery：the potential for multimodality，fast-track surgery in the 21st century[J]. Nihon Geka Gakkai Zasshi，101（3）：281-283.

Zhou J J，Li J，Ying X J，et al，2011. Fast track multi-discipline treatment（FTMDT trial）versus conventional treatment in colorectal cancer-the design of a prospective randomized controlled study[J]. BMC Cancer，11：494.

第二章 加速康复外科在结直肠围术期运行中的临床实践与目的

　　加速康复外科（ERAS）最早于 1995 年由丹麦外科医生 Kehlet 提出并积极倡导实践。ERAS 理念通过于术前、术中及术后应用各种经证实有效的方法减少手术应激及并发症，最终可显著缩短住院时间，减少住院费用，并且未增加再住院率。目前 ERAS 理念已被广泛应用于各个外科专业及治疗环节，其中应用最为成功的当属结直肠外科领域。

　　在疾病治疗的历史中，伴随着医学技术水平的逐步提高，很多手术患者术后恢复时间逐步缩短。然而对于结直肠等腹部手术患者，手术后的恢复仍然需要较长时间。因此，如何缩短结直肠等腹部手术的术后恢复时间成为外科医生的探索方向之一。通过分析传统腹部手术治疗过程，发现影响术后恢复、延长住院时间的因素主要包括持续性应用镇痛药物、过量的静脉输液、过晚的术后进食及过多的卧床休息等。这些因素会导致患者术后肠道功能恢复缓慢，住院时间延长。在此条件下，结直肠 ERAS 理念被推广而出，即通过优化这些围术期细节，采用多模式镇痛、液体管理、术后早期进食、早期离床活动等多方面治疗改进，达到加速康复的目的。结直肠 ERAS 理念包含术前、术中、术后、外科、护理、麻醉等多方面、多维度的治疗过程。虽然每个单独围术期因素的优化对加速康复的效用并无强有力的证据证明，然而多方面因素综合起来却可以显著地加速患者的术后康复。因此，在结直肠 ERAS 临床实践中，需要建立一支积极合作的多方治疗团队，从患者入院至出院过程中，团队每一个成员，治疗中每一个环节都应得到重视，从而使患者得到最好的治疗效果及预后。

　　2010 年起，欧洲肠外肠内营养学会建立了加速康复外科协会，陆续制定了有关结直肠切除、胃切除、胰十二指肠切除术等 ERAS 的专家共识。在国内，原南京军区南京总医院（现为东部战区总医院）率先开展了 ERAS 理念的倡导与实践，ERAS 理念在我国获得了更多外科医生的认可，并得以推广普及和应用。2015 年，由中华医学会肠外肠内营养学分会加速康复外科协作组引导，根据已有的临床研究及经验，发布了《结直肠手术应用加速康复外科中国专家共识（2015 版）》，对结直肠外科医生应用 ERAS 理念提出了相关建议与指导。这项共识使 ERAS 理念在结直肠外科领域的应用有据可依，加速了结直肠外科 ERAS 理念的推广与应用。随着 ERAS 理念越来越被外科领域所认可，通过在实践中应用 ERAS 理念，外科医师积累了大量的临床经验。2018 年由中华医学会外科学分会和中华医学会麻醉学分会共同编写的《加速康复外科中国专家共识及路径管理指南（2018 版）》正式发布。该指南对外科医师在结直肠 ERAS 实践应用中的一些细节问题做出了说明和指导。

　　加速康复治疗模式的相关影响因素是多种多样的，在结直肠 ERAS 实践中主要包括术前宣教、术前营养状态评估与改善、围术期镇痛，以及术前、术中、术后肠道功能保护及引流管使用等方面。本章着重对结直肠 ERAS 理念实践应用中的具体细节要素及其应用价值进行分析讨论。

第一节　术前注重肠道及营养状态评估和保护

一、术前宣教中重视结肠造口患者

结直肠外科手术以结直肠癌手术为主，由于大多数患者疾病发现得相对较晚，患者及其家属对疾病的治疗与预后相对比较悲观。尤其是低位直肠癌无法保留肛门的患者，对治疗的意愿不强烈。患者常伴有巨大的心理压力，焦虑、紧张、抑郁情绪比较普遍。术前宣教可以通过与患者及其家属交流，口头讲解，还可以采用多媒体、科室展板、视频等形式进行辅导宣教，有条件的单位可以鼓励患者与其他术后患者交流，通过术后患者的恢复情况和切身感受来缓解患者术前对疾病和手术的恐慌心理。

在结直肠手术患者中，对于需要行术中肠造口的患者，还应进行详细的针对性的宣教与指导。由于腹壁肠造口术的特殊性，常给患者带来巨大的心理压力，尤其很多老年患者难以接受腹壁肠造口的事实。患者认为术后腹壁肠造口后，自己失去了自我护理的能力，增加了家属的负担，故术前术后表现出悲观、抵触情绪，导致治疗的依从性降低，不利于术后的快速康复。因此，在术前宣教中，首先要让患者充分了解腹壁肠造口的必要性，同时通过视频资料及相关患者术后实际情况，让患者真正了解腹壁肠造口术后的护理过程，逐步缓解患者的心理负担及压力，减轻造口带来的自卑心理，重拾积极治疗的信心。同时，也需要辅导造口相关护理知识，以避免造口术后相关并发症，减少因造口并发症导致的再住院。

二、术前营养支持治疗

在术前评估中，需重点评估患者的营养状态。外科手术患者营养不良的发生率高达20%～80%，其中年龄大于65岁、恶性肿瘤、胃肠道疾病、重症患者出现营养不良的风险更高。患者的营养状态会对其预后产生独立影响，术前存在未及时纠正的营养不良，会降低患者术后康复速度，增加并发症的发生率。因此，术前应严格完善营养风险评估，针对存在营养不良的患者，给予针对性的营养支持治疗。

首先需要正确评估患者的营养状况，以便筛选出存在营养风险或营养不良的患者。目前主要的筛查工具包括主观全面评定量表、患者自评主观全面评定量表、微型营养评估量表、营养不良通用筛查工具及营养风险评分 2002（nutritional risk screening 2002，NRS 2002）。其中，NRS 2002 综合评估患者营养状况、疾病严重程度及年龄因素，能够比较客观地反映营养风险，是目前临床广泛使用的营养风险筛查工具，也是中华医学会肠外肠内营养学分会推荐的住院患者营养风险筛查工具。

根据 NRS 2002 标准，当合并下述任一情况时应视为存在严重营养风险：6 个月内体重下降＞10%，疼痛数字评分法（NRS）评分＞5 分，体重指数（BMI）＜18.5kg/m²，白蛋白＜30g/L。对该类患者应进行营养支持治疗，在营养支持治疗途径中，首选肠内营养治疗。当口服肠内营养无法满足营养需要或合并十二指肠梗阻时可采用静脉营养支持治疗。对于营养状态良好的患者，随机对照试验（RCT）研究结果显示术前营养支持治疗并不能使患者获益，因此不需术前营养支持治疗。术前营养支持治疗时间一般为 7~10 天，如果患者术前存在严重营养不良风险，需要执行更长时间的营养支持，以改善患者术前营养状况，从而降低围术期风险，减少术后并发症的发生。

三、术前口服抗生素联合机械性肠道准备

肠道准备作为传统肠道手术必不可少的术前准备过程被广泛接受认可，然而一项 Meta 分析表明，择期结直肠手术前的机械性肠道准备不能使患者获益，结直肠手术前的机械性肠道准备并未降低术后并发症的发生率。术前机械性肠道准备对于患者是应激因素，特别是老年患者，会给患者术前带来不适，以及水、电解质失衡，增加手术中血压的波动幅度和静脉输液量。在结直肠手术中，如果采用机械性肠道准备，会增加术后肠道功能恢复所需要的时间。有研究表明机械性肠道准备联合口服抗生素可以降低手术部位感染率。2017 年，在美国促进康复学会（ASER）联合围术期质量倡议委员会（POQI）联合发布的《择期结直肠手术加速康复外科术后感染预防的专家共识》中，对择期结直肠手术，不推荐单独使用机械性肠道准备，术前机械性肠道准备仅适用于需要术中结肠镜检查或有严重便秘的患者，如需行机械性肠道准备，而推荐将口服抗生素联合机械性肠道准备作为术前常规措施。

四、术前缩短禁食禁饮时间

传统观点认为，择期手术患者需要在术前一天禁食禁饮，传统术前准备方式通过术前禁食禁饮，保证麻醉前胃已排空，从而降低麻醉导致的误吸风险。以往麻醉要求术前 10~12h 应开始禁食，胃肠道手术禁食时间可能更长。但是近些年来的研究表明绝大多数患者没有必要在术前夜间禁食禁饮。研究显示，长期禁食增加了患者应激代谢，抑制了胰岛素分泌，促使分解代谢激素的释放，禁食过夜可引起胰岛素抵抗和增加患者的不适感，并且有可能导致患者有效血容量不足，尤其是那些术前接受机械性肠道准备的患者，有可能增加并发症发生率。相反，缩短术前禁食时间，有利于减少手术前患者的饥饿、口渴、烦躁、紧张等不良反应，有助于减少术后胰岛素抵抗，缓解分解代谢，甚至可以加速术后康复，缩短术后住院时间。除合并胃排空延迟、胃肠蠕动异常和急诊手术等患者外，目前提倡禁饮时间延后至术前 2h，之前可口服清饮料，包括清水、无渣果汁、糖水等，但不包括含酒精类饮品；禁食时间延后至术前 6h，之前可进食淀粉类固体食物，牛奶等乳制品的胃排空时间与固体食物相当，油炸、脂肪及肉类食物则需要更长的禁食时间。术前推荐口服含碳

水化合物的饮品，通常是在术前 10h 给予患者 12.5% 的碳水化合物饮品 800ml，术前 2h 饮用量≤400ml。

第二节　术中减少损伤及应激刺激

一、预防性抗生素的使用

院内发生的外科感染最常见的是手术部位感染（surgical site infection，SSI）及胆管相关性感染。由于手术部位感染发生率高，会延长术后康复时间且治疗费用高，是外科手术中最需要注意预防的外科感染。结直肠手术由于术中需开放肠道，腹腔暴露于有菌环境中，属于存在感染风险的手术，因此在手术前需预防性应用抗生素。国内外多个指南在抗生素使用时机、使用剂量、药物种类等方面的原则已基本一致，但在具体细节及详细程度方面仍存在差异。国内外相关指南均未给出具体药物，仍以药物类型推荐为主。在具体实施时需结合本地区具体围手术期感染监测数据选择适合自身的预防性抗菌药物，但需遵循以下原则：①预防性用药应同时针对需氧菌及厌氧菌；②应在切开皮肤前 30min 至 1h 输注完毕；③单一剂量与多剂量方案具有同样的效果，如果手术时间>3h 或术中出血量>1000ml，可在术中重复使用 1 次。

二、全身麻醉方法的选择

麻醉对外科手术的顺利进行至关重要，合适的麻醉方式、恰当的麻醉深度严重影响术后患者的身体及心理感受。结直肠手术推荐选择全身麻醉或联合硬膜外阻滞，以满足外科手术的需求并拮抗创伤所致的应激反应。同时，在手术结束后，应使患者快速苏醒，无麻醉药物残留效应，为术后加速康复创造条件。因此，短效镇静、短效阿片类镇痛药及肌肉松弛药（简称肌松药）为全身麻醉用药的首选，如丙泊酚、瑞芬太尼、舒芬太尼、罗库溴铵及顺式阿曲库铵等。肌松监测有助于精确的肌松管理。基于开放手术的创伤强度，全身麻醉联合中胸段硬膜外阻滞技术及术后患者自控硬膜外镇痛可提供与创伤强度相匹配的抗应激效应，同时有助于术后疼痛控制及肠功能恢复；实施中胸段硬膜外阻滞操作前，应确认患者凝血功能和血小板指标正常。最新证据表明，全身麻醉复合连续输注右美托咪定与全身麻醉复合中胸段硬膜外阻滞具有同等的抗应激效果，可作为替代使用。而腹腔镜手术，基于其微创特征，全凭静脉麻醉可满足外科的创伤应激。因右美托咪定还具有抗炎、免疫保护及改善肠道微循环等效应，对于创伤大、手术时间长及经历缺血-再灌注损伤的腹腔手术，可复合连续输注右美托咪定。

三、术中目标导向液体治疗

患者在术中存在大量液体丢失、血流动力学不平稳等情况，因此术中输液难以避免。

人体液体量不足会导致有效循环血容量不足，补液过多则会导致水钠潴留。有效循环血容量不足可导致机体灌注不足和器官功能障碍，而水钠潴留则是术后肠麻痹及相关并发症发生的主要原因。加速康复外科模式提倡以目标导向液体治疗（goal-directed fluid therapy，GDFT）的理念及措施指导液体治疗。ERAS 液体管理目标为尽量减少机体体液量的改变。因此，术中应用平衡液维持出入量平衡，避免输液过度及不足，辅助应用血管收缩药物以防止术中低血压，避免肠道低灌注对吻合口瘘的潜在影响，降低低血压相关急性心肌损伤、急性肾损伤及术后肠梗阻的发生率。推荐适当使用 α 肾上腺素能受体激动剂，如去氧肾上腺素或低剂量去甲肾上腺素等缩血管药物，维持术中血压不低于术前基线血压的 20%。对于无肾功能损害的患者，术中可以考虑给予胶体溶液。最新证据表明，腹部手术给予羟乙基淀粉 130/0.4 溶液，在维持围术期体液零平衡、降低吻合口瘘风险方面可能具有潜在优势。

四、术中注重体温管理

在四大生命体征（体温、脉搏、呼吸、血压）中，体温是排在最前位的一个，但却常常被忽略。人体的产热和散热呈动态平衡，当这一平衡因环境因素、麻醉或疾病本身等原因遭到破坏时，就会出现体温升高或降低，可造成极为有害的后果。术中患者体温过低是外科手术中较为常见的问题。体温在 34～36℃，即称为轻度低体温，外科手术过程中术中低体温发生率高达 50%～80%，特别是老年患者及大型手术时更易发生。在低体温下，机体代谢降低，耗氧量减少，对损伤的耐受性增强，这也是为什么许多移植手术、心脏手术中要将患者的体温维持在一个较低的水平。但是，低体温可加重机体应激，增加术后患者内环境的不稳定性，延缓术后康复速度。术中低体温可能导致代谢性酸中毒、凝血功能降低、麻醉清醒时间延长、免疫力降低、术后感染风险增加、血压升高、心率加快等后果。术中体温过低，还将严重破坏患者的内环境稳定。有多项 Meta 分析及 RCT 研究显示，腹部复杂手术中避免低体温可以降低伤口感染、心脏并发症的发生率，降低出血和输血需求，提高免疫功能，加速麻醉术后苏醒。

在围术期手术室的环境下，诸多因素都会导致患者的体温降低。首先，在手术室室温下皮肤温度和环境温度相差过大，会使患者散热明显增加，体温下降。其次，麻醉剂本身可降低机体基础代谢率，加上全身麻醉下体温调节中枢及外周温觉感受器传入中断，肌肉松弛下人体无法通过寒战产热升温，这些不利因素导致机体体温无法维持平衡，体温下降。此外，术前禁食、皮肤消毒剂的使用，术中输入大量低于体温的平衡液或温度较低的血液制品，大量使用室温冲洗液，非手术区暴露过多等原因，都加速了患者体温的降低。因此，手术过程中需要常规监测患者体温，及时纠正低体温。在具体临床工作中可以借助加温床垫、增加室内温度等方法，维持患者中心体温不低于 36℃。在进行腹腔冲洗时选择温度适宜的温水进行冲洗，输注的液体也可经温液仪加热后输注。通过上述方法，最终达到维持患者体温的目的，减少低体温带来的一系列机体不良反应。

五、手术方式与手术质量

随着人们对结直肠膜解剖结构认知的不断深入，结直肠手术越来越精细化、规范化。随着腹腔镜等微创技术的发展，腹腔镜结直肠手术经多项随机对照试验证明，已经可以做到与开腹手术相同的肿瘤学预后，并且未见增加并发症或死亡的发生率，且腹腔镜手术术后短期效果明显优于开腹手术。腹腔镜手术可以通过微创操作、减轻疼痛来缓解手术应激，减少术后并发症及住院时间。因此，腹腔镜手术更符合快速康复的理念。但腹腔镜手术也存在腹腔镜技术需要培训、操作困难、学习曲线较长及花费高等缺点。因此，具体需根据患者一般身体状态、肿瘤大小、分期以及手术操作者的技术水平等，合理选择腹腔镜手术、机器人手术或开放手术等，最终目的都是减少创伤，减少患者应激。创伤是患者最为重要的应激因素，而术后并发症直接影响术后康复的进程，故提倡在精准、微创及损伤控制理念下完成手术，以减轻创伤应激。尤其应注意保障手术质量并通过减少术中出血、缩短手术时间、避免术后并发症等环节加速术后康复。

六、避免鼻胃管留置

手术会给患者带来多方面的负面影响，其中鼻胃管给患者带来的痛苦尤为明显。既往由于结直肠手术患者必须术前留置鼻胃管，且以排气作为术后拔除鼻胃管的条件，患者在术后排气前深受鼻胃管的困扰。很多患者无法适应鼻胃管，对术后康复治疗产生抵触情绪，而且长期留置鼻胃管，增加了咽炎、肺不张及上呼吸道感染的风险，在老年患者中尤为突出。根据多年加速康复外科的实践发现，是否留置鼻胃管并不影响术后吻合口瘘的发生。因此，择期结直肠手术不推荐常规放置鼻胃管减压，如果在气管插管时有气体进入胃中，术中可留置鼻胃管以排出气体，但应在患者麻醉清醒前拔除。

七、减少腹腔引流

在传统手术理论中，腹腔引流是手术后起到观察与治疗作用的重要手段。然而，腹腔引流也有其弊端：首先，引流管会对腹腔及引流管周围皮肤造成疼痛刺激；其次，引流管限制了患者自由活动的能力；最后，腹腔引流增加了逆行感染的风险。现有研究表明，腹部择期手术患者术后使用腹腔引流并不会降低吻合口瘘及其他并发症的发生率或减轻其严重程度。因此，不推荐对腹部择期手术常规放置腹腔引流管。对于存在吻合口瘘的危险因素如血运、张力、感染、吻合不满意等情形时，建议留置腹腔引流管。

2017年发布的《择期结直肠手术加速康复外科术后感染预防的专家共识》也不建议对结肠手术常规放置腹腔引流管，但直肠手术的盆腔引流管是否放置则由外科医师自行决定。因此，在临床实践中，可根据结肠手术术中情况选择性留置腹腔引流管，如术中留置腹腔引流管，术后排除吻合口瘘、腹腔内出血、感染等并发症及肠功能恢复后，建议尽早拔除。然而，直肠切除术后的并发症（如吻合口瘘、腹腔内出血、盆腔感染等）发生率明显高于结肠手术，直肠手术后留置腹腔引流管有助于观察并处理术后并发症。因此，直肠术后建议术者根据术中情况留置腹腔引流管。

八、早期拔除导尿管

在结直肠手术中，常需留置导尿管以监测患者出入液体量，防止术后尿潴留的发生。然而如留置导尿管时间过长，将大大增加尿路感染的风险。一般 24h 后应拔除导尿管。对于行经腹低位直肠前切除术的患者可留置导尿管 2 天左右或行耻骨上膀胱穿刺引流。耻骨上膀胱穿刺引流与经尿道引流相比，可减轻患者不适感，降低尿路感染的风险。

九、术中精细操作

结直肠手术无论采用开腹还是腹腔镜下的手术方式，术中都应遵循损伤最小的原则，避免损伤胃肠道，减少胃肠道的移动与牵拉，减少出血量及壁腹膜的损伤。因为术中对胃肠道过多的影响，将对术后患者胃肠道功能的恢复不利。腹腔出血及渗出，易导致术后炎性肠麻痹，严重影响术后康复速度。

第三节　术后加速肠道功能恢复

一、术后疼痛管理

手术后的疼痛刺激会给体内各系统带来不良影响，延长了术后康复时间。术后疼痛不仅仅会给患者带来身体上的痛苦和心理上的负担，还可能会促使患者的胃肠道功能、心肺功能、凝血功能、内分泌代谢等出现异常，增加相关并发症，阻碍术后快速康复。因此，想要患者术后快速康复，术后镇痛是首要解决的问题。目前在加速康复外科理念下，术后镇痛推荐采用多模式镇痛（multimodal analgesia，MMA）方案。通过多方面、多种类的镇痛药物及方式，减少单一镇痛药物及方式所带来的副反应，降低身体应激，加速康复。

对于腹腔镜手术，推荐局部麻醉药伤口浸润镇痛联合低剂量阿片类药物方案。对于肠功能不全的患者，应尽量避免使用阿片类药物，可联合其他镇痛药物以确保有效镇痛，并促进术后肠功能的快速恢复，实现早期经口进食和下地活动。

二、术后恶心呕吐的预防与治疗

术后恶心呕吐（PONV）是患者术后最常见的症状，受手术类型、手术持续时间、麻醉药物和方法及术前焦虑等多种因素的影响。近年来更多措施被用来预防 PONV，然而在全部住院手术患者中，PONV 的发生率仍达 20%～30%，某些 PONV 主要发生在术后 24～

48h，少数患者可持续达 3～5 天。PONV 会导致患者程度不等的不适，严重 PONV 患者甚至出现水电解质平衡紊乱、伤口裂开、切口疝形成、误吸和吸入性肺炎，而这些术后并发症明显增加了患者的住院时间和住院医疗费用。

PONV 的发病原因和影响因素很多，主要与手术时间及类型、麻醉方法和药物，以及患者年龄、性别、焦虑程度等有关。其中，患者因素包括：女性、非吸烟、有 PONV 史或晕动病史者 PONV 发生率高。麻醉因素包括：吸入麻醉药，如氧化亚氮、阿片类药物、硫喷妥钠、依托咪酯、氯胺酮、曲马多等，可增加 PONV 发生率。区域阻滞麻醉较全身麻醉发生率低，丙泊酚全凭静脉麻醉（TIVA）较吸入麻醉 PONV 发生率低。手术因素包括：手术时间越长，PONV 发生率越高，尤其是持续 3h 以上的手术。某些手术，如腹腔镜手术、胃肠道手术、胆囊切除术等，PONV 发生率较高。因此，在结直肠手术的加速康复治疗模式中，一定要做好 PONV 的预防与治疗。

三、术后早期恢复饮食

一直以来，经肛门排气作为肠道功能恢复的标志，也是经口进食的先决条件。然而现有研究显示，择期腹部手术术后尽早恢复经口进食、饮水及早期口服辅助营养可促进肠道运动功能恢复，有助于维护肠黏膜功能，防止菌群失调和异位，还可以降低术后感染发生率，从而缩短术后住院时间。饮食方案应遵循由清流质转为半流质原则，循序渐进，经清流食、半流食，根据患者进食耐受情况，逐渐过渡至正常饮食，摄入量根据胃肠耐受量逐渐增加。当经口能量摄入不能满足人体需要量的 60%时，需要添加口服肠内营养辅助制剂，出院后可继续口服辅助营养物。当肠内营养不能满足患者康复的营养需求时（<60%的需求量），需要补充肠外营养。存在发热征象或吻合口瘘、肠梗阻及胃瘫风险的患者，需延缓进食时间，不应盲目早期进食。

四、术后早期下床活动

既往手术后，患者由于各种原因（疼痛、出血、行动不便）不愿离床活动，甚至术后持续卧床，由此增加了许多术后并发症发生的风险。加速康复外科理念提倡早期离床活动，这会给术后快速康复带来许多益处。首先，可以预防术后肺栓塞。手术过程中，患者始终处于平卧状态，缺少肢体活动，如果是全身麻醉手术，还存在血液循环相对缓慢的问题，这些都会导致下肢静脉血流淤滞，引起血栓。而这些下肢静脉中的血栓又可能脱落，随着静脉回流到心脏，进而进入肺血管，形成肺栓塞。早期下床活动，首先可以缓解下肢静脉瘀滞，降低血栓形成风险，避免肺栓塞的发生。其次，可以促进肠道功能恢复，预防肠粘连。对于结直肠手术患者，由于腹腔肠管在术中受到刺激，术后需要一定时间才能完全恢复功能，在肠道功能尚未恢复时，会出现进食后腹胀等不适，影响进一步恢复。手术肠粘连引发的肠梗阻早则发生于术后几天，晚则术后几十年才发生，通过术后早期活动，一方面可以加快肠道恢复，另一方面则可以减轻肠粘连，预防肠梗阻的发生。并且，早期离床活动可以避免术后坠积性肺炎的发生。全身麻醉患者由于术中气管插管，术后可能引发肺炎、咳痰等。长时间卧床可能导致坠积性肺炎，这一现象在老年患者中非常常见，部分患者还会因此诱发多器官功能障碍，甚至死亡。

由此可见，术后早期下床活动，对患者术后恢复，尤其对老年患者非常重要。然而实现早期下床活动也应建立在术前宣教、多模式镇痛，以及早期拔除鼻胃管、尿管和腹腔引流管等各种导管，特别是患者自信的基础之上。推荐术后清醒即可半卧位或适量在床活动，无须去枕平卧 6h；术后第 1 日即可开始下床活动，每天订立适量活动量，逐日增加活动量。

五、出院基本标准

虽然平均住院日缩短是加速康复外科的主要评价指标，但必须以治疗的安全有效作为前提条件。需要制定以保障患者安全为基础的、可量化的、具有可操作性的出院标准。临床实践中常用出院标准为：恢复经口进食可以满足每日能量需求；无须静脉输液治疗；口服镇痛药物可取得良好镇痛效果；手术切口愈合佳，无感染迹象；各器官功能状态良好，可自由活动；患者同意出院。

同时，应加强患者出院后的随访，建立明确的再入院通道。避免因快速出院所带来的并发症发现不及时和治疗延误所导致的进一步损伤。也应嘱患者门诊随诊，肿瘤患者应进一步接受抗肿瘤相关综合治疗等。

第四节　结直肠外科加速康复的价值

加速康复外科是现代医学一项新的理念和治疗康复模式。简单地说，它是一种围术期处理程序的创新概念。通过与麻醉科、临床营养科、康复科等多学科协作，采用目前最适合患者的围术期处理措施，全面优化的围术期处理及治疗方法，最终实现外科手术的快速康复。它并不是一项新的手术操作技术，而是根据现有循证医学证据进行的手术流程的再造和优化。尤其在结直肠手术应用中，加速康复外科取得了良好效果。

一、加速康复外科可以缩短住院时间

加速康复外科给患者、医疗工作者及医院都带来了很多益处。最显而易见的就是加速康复外科缩短了术后住院时间，患者可以更快地康复，能更快地重回正常生活状态。对于医疗工作者及医院而言，患者住院时间缩短，可以减少床位需要量，增加床位周转率。以往评价加速康复外科效果的主要标准就是住院时间。但该评价指标也有一些弊端，由于各医院的出院标准不一致，患者能否出院可能不完全是由医疗因素所决定的。有些医疗机构使用平均住院时间来比较，有些机构使用中位住院时间，如有小部分患者住院时间很长，则中位住院时间将增加这部分患者带来的误差。尽管存在这些缺陷，但平均住院时间或中位住院时间仍被广泛应用于临床，作为评价加速康复外科临床疗效的重要指标。

二、加速康复外科可以减少手术并发症

加速康复外科通过术前一系列措施使患者在围术期调整至最佳状态，通过改善围术期的处理措施，大幅度降低围术期并发症的发生率。围术期并发症不仅仅会增加患者术后死亡率，还将影响患者术后的长期疗效，因此减少术后并发症是影响患者术后预后的中心环节。术后 30 天内并发症的发生率比术前、术中不利因素对大手术后患者最终的生存影响作用更大。加速康复外科中早期下床活动有助于减少肺功能不全及血栓形成等并发症。腹腔镜技术与开腹手术比较，前者可减少一半的切口相关并发症。肠道功能的早期恢复将维护肠道屏障功能，降低分解代谢及改善肌肉功能。通过尽量避免发生术后并发症，保护机体各器官功能，减少机体不良反应，促进术后快速康复。

三、加速康复外科可以减轻手术应激反应

手术会使患者产生一系列的应激反应，如代谢、内分泌、炎性反应等变化，而这些变化最终将影响患者术后的恢复情况。如果术后患者出现大量儿茶酚胺释放、蛋白质丢失、高血糖症、全身炎症反应及显著的免疫抑制，将严重延缓术后恢复。可以通过围术期的加速康复外科方案处理，减轻机体对手术的应激反应。已有研究结果表明，使用创伤较小的腹腔镜手术，同时联合加速康复外科处理方案的患者，与单独施行腹腔镜手术或施行开腹手术联合加速康复外科处理方案的患者比较，前者对免疫功能的保护效果更佳。对免疫功能的保护可能有利于患者长期生存，特别是对于恶性肿瘤患者而言，可以在一定程度上改善肿瘤的预后。

四、加速康复外科可以延长生存时间

加速康复外科可以使患者很快地康复并出院，减少应激反应及并发症，其长期优势可能对患者的生存时间产生影响。已有相关外科领域的研究显示，使用加速康复外科干预，可显著降低患者术后并发症发生率及手术死亡率。但在结直肠手术中并没有相关报道。对肿瘤或非肿瘤患者施行加速康复外科处理方案，不仅仅可以延长患者的生存时间，还可以提高患者的生命质量。

加速康复外科已具有更广泛的作用，不仅可以减少围术期并发症，减低患者应激状态，而且可能促进免疫功能的恢复，进而有可能影响患者的短期和长期生存状态。

五、加速康复外科切实提高了医疗服务的质量

医疗服务不仅仅要达到治愈疾病的目的，还要减轻医疗行为给患者带来的痛苦，改善

患者康复的效果，延长生存时间，提高患者生活质量。加速康复外科所采取的一系列围术期优化措施，在减少患者机体应激反应的同时，也减轻了疾病和手术对患者生理及心理的伤害，提升了患者对医疗服务质量的评价。例如，传统结直肠手术对患者要求的术前禁食禁饮及肠道准备等，增加了患者手术前的心理不适感，导致患者对手术及术后生活充满担忧。然而在加速康复外科理念指导下，结直肠手术患者在术前、术中及术后感受到的不仅仅是加速康复的过程，更是恢复过程中生理及心理上的轻松。

六、加速康复外科带来经济效益和社会效益

目前，我国已基本实现了全民医保，然而在我国庞大的人口基数下，保证医保政策覆盖到每一个人，仍面临新的挑战。加速康复外科在提升医疗服务质量的前提下，不仅缩短了患者的住院时间，也减少了医疗资源的消耗。现有实践表明，在快速康复外科理念下完成治疗的结直肠手术患者，住院时间及住院费用都有所减少。减少了医保支付费用，政府医保负担减轻。患者住院期间支出减少，就医满意度提高。

医患关系从始至终都是社会关注的重点话题。大部分医患关系的不和谐，源于患者对医生及医疗过程的不了解和猜疑。加速康复外科所有医疗行为都是以优化患者感受为目的。因此，加速康复外科可极大地改善患者的就医感受，使患者就医满意度极大地提高。同时，加速康复外科关注对患者的术前宣教，通过与患者及其家属在手术前的充分沟通交流，使患者及其家属了解需要进行的相关医疗活动，缓解了患者的紧张情绪和戒备心理，使得医患关系更加和谐。

总而言之，在结直肠手术患者中应用加速康复外科理念，就是要通过优化围术期的相关措施，减少患者手术应激和并发症，加快术后康复，缩短住院时间，最终提高医疗服务质量，并减低患者住院费用，使得医患关系更加和谐，在经济效益、社会效益上都取得丰硕成果。

参 考 文 献

陈凛，陈亚进，董海龙，等，2018. 加速康复外科中国专家共识及路径管理指南[J]. 中国实用外科杂志，38（1）：1-20.

江志伟，易学明，黎介寿，等，2012. 快速康复外科应受到医院管理部门的重视和推广[J]. 实用医学杂志，28（1）：5-7.

黎介寿，2007. 营养与加速康复外科[J]. 肠外与肠内营养，14（2）：65-67.

李玉民，2007. 外科手术部位感染（SSI）预防指南[C]. 2007 中国外科周暨第 16 届亚洲外科年会论文摘要集.

汪志伟，黎介寿，汪志明，等，2007. 胃癌患者应用加速康复外科治疗的安全性及有效性研究[J]. 中华外科杂志，45（19）：1314-1317.

王迪飞，张新平，2012. "看病贵"的经济学原因分析[J]. 中国医院管理，32（4）：12-14.

王刚，江志伟，周志宏，等，2010. 胸段硬膜外阻滞联合全麻在快速康复外科中的应用性研究[J]. 实用临床医药杂志，14（15）：13-16.

谢正勇，程黎阳，2012. 快速康复外科面临的问题及思考[J]. 实用医学杂志，28（3）：502-503.

杨春明，2010. 重视外科感染的防治[J]. 中国普外基础与临床杂志，17（11）：1113-1115.

杨桦，2017. 加速康复外科时代的围术期营养支持治疗[J]. 中华消化外科杂志，16（12）：1176-1179.

中华人民共和国国家卫生和计划生育委员会，2015. 抗菌药物临床应用指导原则：2015 年版[R/OL]. [2015-08-27]. http：//www.gov.cn/foot/site1/20150827/9021440664034848.po/.

Alyami M，Lundberg P，Passot G，et al，2016. Laparoscopic colonic resection without urinary drainage：Is it "feasible"?[J]. J Gastrointest

Surg，20（7）：1388-1392.

Bardram L，Funch-Jensen P，Jensen P，et al，1995. Recovery after laparoscopic colonic surgery with epidural analgesia，and early oral nutrition and mobilisation[J]. Lancet，345（8952）：763-764.

Basse L，Jakobsen D H，Bardram L，et al，2005. Functional recovery after open versus laparoscopic colonic resection：a randomized，blinded study[J]. Ann Surg，241（3）：416-423.

Bellows C F，Mills K T，Kelly T N，et al，2011. Combination of oral non-absorbable and intravenous antibiotics versus intravenous antibiotics alone in the prevention of surgical site infections after colorectal surgery：a meta-analysis of randomized controlled trials[J]. Tech Coloproctol，15（4）：385-395.

Bozzetti F，Mariani L，2014. Perioperative nutritional support of patients undergoing pancreatic surgery in the age of ERAS[J]. Nutrition，30（11-12）：1267-1271.

Bundgaard-Nielsen M，Holte K，Secher N H，et al，2007. Monitoring of peri-operative fluid administration by individualized goal-directed therapy[J]. Acta Anaesthesiol Scand，51（3）：331-340.

Bundgaard-Nielsen M，Ruhnau B，Secher N H，et al，2007. Flow-related techniques for preoperative goal-directed fluid optimization[J]. Br J Anaesth，98（1）：38-44.

Cannon J A，Altom L K，Deierhoi R J，et al，2012. Preoperative oral antibiotics reduce surgical site infection following elective colorectal resections[J]. Dis Colon Rectum，55（11）：1160-1166.

Chan M Y，Foo C C，Poon J T，et al，2016. Laparoscopic colorectal resections with and without routine mechanical bowel preparation：A comparative study[J]. Ann Med Surg，9（C）：72-76.

Chandrakantan A，Glass P S，2011. Multimodal therapies for postoperative nausea and vomiting，and pain[J]. Br J Anaesth，107（suppl 1）：27-40.

Colon Cancer Laparoscopic or Open Resection Study Group，Buunen M，Veldkamp R，et al，2009. Survival after laparoscopic surgery versus open surgery for colon cancer：long-term outcome of a randomised clinical trial[J]. Lancet Oncol，10（1）：44-52.

Fearon K C，Ljungqvist O，von Meyenfeldt M，et al，2005. Enhanced recovery after surgery：a consensus review of clinical care for patients undergoing colonic resection[J]. Clin Nutr，24（3）：466-477.

Feldheiser A，Aziz O，Baldini G，et al，2016. Enhanced Recovery After Surgery（ERAS）for gastrointestinal surgery，part 2：consensus statement for anaesthesia practice[J]. Acta Anaesthesiol Scand，60（3）：289-334.

Fujitani K，Tsujinaka T，Fujita J，et al，2012. Prospective randomized trial of preoperative enteral immunonutrition followed by elective total gastrectomy for gastric cancer[J]. Br J Surg，99（5）：621-629.

Güenaga K F，Matos D，Wille-Jørgensen P，2009. Mechanical bowel preparation for elective colorectal surgery[J]. Cochrane Database Syst Rev，2011（9）：CD001544.

Guillou P J，Quirke P，Thorpe H，et al，2005. Short-term endpoints of conventional versus laparoscopic-assisted surgery in patients with colorectal cancer（MRC CLASICC trial）：multicentre，randomized controlled trial[J]. Lancet，365（9472）：1718-1726.

Hernandez J，Lackner A，Aye P，et al，2007. Substance P is responsible for physiological alterations such as increased chloride ion secretion and glucose malabsorption in cryptosporidiosis[J]. Infect Immun，75（3）：1137-1143.

Holte K，Kehlet H，2006. Fluid therapy and surgical outcomes in elec-tive surgery：a need for reassessment in fast-track surgery[J]. J Am Coll Surg，202（6）：971-989.

Holubar S D，Hedrick T，Gupta R，et al，2017. American Society for Enhanced Recovery（ASER）and Perioperative Quality Initiative（POQI）joint consensus statement on prevention of postoperative infection within an enhanced recovery pathway for elective colorectal surgery[J]. Perioper Med，6：4.

Jung K H，Kim S M，Choi M G，et al，2015. Preoperative smoking cessation can reduce postoperative complications in gastric cancer surgery[J]. Gastric Cancer，18（4）：683-690.

Kaka A S，Zhao S，Ozer E，et al，2017. Comparison of clinical outcomes following head and neck surgery among patients who contract to abstain from alcohol vs patients who abuse alcohol[J]. JAMA Otolaryngol Head Neck Surg，143（12）：1181-1186.

Kalogera E，Dowdy S C，2016. Enhanced recovery pathway in gynecologic surgery：improving outcomes through evidence-based medicine[J]. Obstet Gynecol Clin North Am，43（3）：551-573.

Kiecolt-Glaser J K，Page G G，Marucha P T，et al，1998. Psychological influences on surgical recovery：perspectives from psychoneuroim-munology[J]. Am Psychol，53（11）：1209-1218.

King P M，Blazeby J M，Ewings P，et al，2006. Randomized clinical trial comparing laparoscopic and open surgery for colorectal cancer with an enhanced recovery programme[J]. Br J Surg, 93（3）: 300-308.

Kiran R P, Murray A C A, Chiuzan C, et al, 2015. Combined preoperative mechanical bowel preparation with oral antibiotics significantly reduces surgical site infection, anastomotic leak, and ileus after colorectal surgery[J]. Ann Surg, 262（3）: 416-425.

Kiribayashi M, Inagaki Y, Nishimura Y, et al, 2010. Caudal blockade shortens the time to walking exercise in elderly patients following low back surgery[J]. J Anesth, 24（2）: 192-196.

Leaper D, Tanner J, Kiernan M, 2013. Surveillance of surgical site infection: more accurate definitions and intensive recording needed[J]. J Hosp Infect, 83（2）: 83-86.

Leung K L, Kwok S P, Lam S C, et al, 2004. Laparoscopic resection of rectosigmoid carcinoma: prospective randomized trial[J]. Lancet, 363（9416）: 1187-1192.

Li Y, Wang B, Zhang L L, et al, 2016. Dexmeditomidine combined with general anesthesia provides similar intraoperative stress response reduction when compared with a combined general and epidural anesthetic technique[J]. Anesth Analg, 122（4）: 1202-1210.

Ljungqvist O, Soreide E, 2003. Preoperative fasting[J]. Br J Surg, 90（4）: 400-406.

Lovich-Sapola J, Smith C E, Brandt C P, 2015. Postoperative pain control[J]. Surg Clin North Am, 95（2）: 301-318.

Mortensen K, Nilsson M, Slim K, et al, 2014. Consensus guidelines for enhanced recovery after gastrectomy: Enhanced Recovery After Surgery（ERAS）Society recommendations[J]. Br J Surg, 101（10）: 1209-1229.

Nicholson G A, Finlay I G, Diament R H, et al, 2011. Mechanical bowel preparation does not influence outcomes following colonic cancer resection[J]. Br J Surg, 98（6）: 866-871.

Nygren J, Thorell A, Ljungqvist O, 2015. Preoperative oral carbohydrate therapy [J]. Curr Opin Anaesthesiol, 28（3）: 364-369.

Paton F, Chambers D, Wilson P, et al, 2014. Effectiveness and implementation of enhanced recovery after surgery programmes: a rapid evidence synthesis[J]. BMJ Open, 4（7）: e005015.

Rivers E, Nguyen B, Havstad S, et al, 2001. Early goal-directed therapy in the treatment of severe sepsis and septic shock[J]. N Engl J Med, 345（19）: 1368-1377.

Roshanov P S, Walsh M, Devereaux P J, et al, 2017. External validation of the Revised Cardiac Risk Index and update of its renal variable to predict 30-day risk of major cardiac complications after non-cardiac surgery: rationale and plan for analyses of the VISION study[J]. BMJ Open, 7（1）: e013510.

Samoila G, Ford R T, Glasbey J C, et al, 2017. The significance of hypothermia in abdominal aortic aneurysm repair[J]. Ann Vasc Surg, 38: 323-331.

Shoemaker W C, Appel P, Bland R, 1983. Use of physiologic monitoring to predict outcome and to assist in clinical decision in critically ill postoperative patients[J]. Am J Surg, 146（1）: 43-45.

Slim K, Vicaut E, Panis Y, et al, 2004. Meta-analyais of randomized clinical trials of colorectal surgery with or without mechanical bowel preparation[J]. Br J Surg, 91（9）: 1125-1130.

Soreide E, Eriksson L I, Hirlekar G, et al, 2005. Pre-operative fasting guidelines: an update[J]. Acta Anaesthesiol Scand, 49（8）: 1041-1047.

Spies C D, Breuer J P, Gust R, et al, 2003. Preoperative fasting. An update[J]. Anaesthesiol, 52（11）: 1039-1045.

Stevenson A R, Solomon M J, Lumley J W, et al, 2015. Effect of laparoscopic-assisted resection vs open resection on pathological outcomes in rectal cancer: the ALaCaRT randomized clinical trial[J]. JAMA, 314（13）: 1356-1363.

Sun E, Dexter F, Macario A, 2010. Can an acute pain service be cost-effective?[J]. Anesth Analg, 111（4）: 841-844.

Sun Z, Honar H, Sessler D I, et al, 2015. Intraoperative core temperature patterns, transfusion requirement, and hospital duration in patients warmed with forced air[J]. Anesthesiology, 122（2）: 276-285.

The Clinical Outcomes of Surgical Therapy Study Group, Nelson H, Sargent DJ, et al, 2004. A comparison of laparoscopically assisted and open colectomy for colon cancer[J]. N Eng J Med, 350（20）: 2050-2059.

Torossian A, Bräuer A, Hocker J, et al, 2015. Preventing inadvertent perioperative hypothermia[J]. Dtsch Arztebl Int, 112（10）: 166-172.

van Rooijen S J, Huisman D, Stuijvenberg M, et al, 2016. Intraoperative modifiable risk factors of colorectal anastomotic leakage: Why surgeons and anesthesiologists should act together[J]. Int J Surg, 36（Pt A）: 183-200.

Veldkamp R, Gholghesaei M, Bonjer H J, et al, 2004. Laparoscopic resection of colon cancer[J]. Surg Endosc, 18（8）: 1163-1185.

Vlug M S, Wind J, Hollmann M W, et al, 2011. Laparoscopy in combination with fast track multimodal management is the best perioperative strategy in patients undergoing colonic surgery: a randomized clinical trial（LAFA-study）[J]. Ann Surg, 254（6）:

868-875.

Weimann A，Braga M，Carli F，et al，2017. ESPEN guideline：Clinical nutrition in surgery[J]. Clin Nutr，36（3）：623-650.

Wenzel R P，2010. Minimizing surgical-site infections[J]. N Engl J Med，362（1）：75-77.

Wille-Jorgensen P，Guenaga K F，Matos D，et al，2005. Pre-operative me-chanical bowel cleansing or not? an updated meta-analysis[J]. Colorectal Dis，7（4）：304-310.

Wilson A P，Treasure T，Sturridge M F，et al，1986. A scoring method（ASEPSIS）for postoperative wound infections for use in clinical trials of antibiotic prophylaxis[J]. Lancet，1（8476）：311-313.

Witt J K，Linkenauger S A，Bakdash J Z，et al，2009. The long road of pain：chronic pain increases perceived distance[J]. Exp Brain Res，192（1）：145-148.

Wong-Lun-Hing E M，van Woerden V，Lodewick T M，et al，2017. Abandoning prophylactic abdominal drainage after hepatic surgery：10 years of no-drain policy in an Enhanced Recovery after Surgery environment[J]. Dig Surg，4（5）：411-420.

第三章 加速康复外科在结直肠围术期运行中对重要脏器的功能评估及处理

第一节 心功能监测和血流动力学评估

患者在接受非心脏手术和麻醉时，心血管系统会出现多种变化，包括心肌收缩被抑制，以及动脉压、心室充盈压、血容量的波动，这会增加身体的应激反应，导致心脏氧耗的增加。除此以外，手术和麻醉引起的出血、发热、感染等也会增加心血管系统的负担，导致心肌缺血和心力衰竭。而心血管并发症一旦发生，不仅威胁到患者的生命安全，同时也会延长住院时间，增加医疗费用。近几十年来，随着手术患者围术期处理的循证医学证据的逐步增加，已经形成了针对患者脏器功能的评估体系。

一、评估和监测

（一）手术本身对心功能造成的风险评估

非心脏手术后心血管疾病（CVD）并发症好发于明确诊断或无症状的缺血性心脏病（IHD）及心律失常患者。老龄化对 CVD 并发症的影响较小，而急症或重症患者心脏、肺部及肾脏疾病出现 CVD 并发症的风险较高。因此，以上因素也应纳入 CVD 并发症的评估指标。表 3-1 为各种介入或手术治疗风险及发生率。多数稳定型心脏病患者可以承受低中度风险手术治疗，无须进一步评估。对于存在潜在或已知 CVD 风险且风险因素较为复杂的患者，必须全面评估其手术造成的 CVD 风险（表 3-1）。

表 3-1 各种介入或手术治疗风险及发生率

治疗风险	介入或手术治疗
低危（<1%）	表浅手术、胸部手术、牙科、甲状腺、眼部、置换型手术、无症状颈动脉手术、微小整形术、微小妇科手术、微小泌尿外科手术
中危（1%~5%）	腹膜内手术、症状型颈动脉手术、外周动脉成形术、血管瘤修复术、头颈部手术、大型神经手术、大型妇科手术、大型整形术、大型泌尿外科手术、肾移植、非大型胸腔内手术
高危（>5%）	主动脉及主要大血管手术、开放式下肢血运重建术、开放式下肢截肢术、开放式下肢血栓栓塞清除术、十二指肠-胰腺手术、肝部分切除术、胆管手术、食管切除术、肠穿孔修补术、肾上腺切除术、胆囊全切术、肺切除术、肺或肝移植

（二）评估患者的心功能

CVD 的风险因素主要有：IHD、心力衰竭、卒中或短暂性脑缺血、肾功能不全、糖尿病且需胰岛素治疗。推荐使用风险指标对上述疾病患者进行术前风险分层。

在围术期心脏事件风险率分层方面，推荐使用 NSQIP 模型或 Lee 风险指标。对于高危组患者，可考虑在术前及大手术后 48～72h 进行肌钙蛋白检测。对于高危组患者，可考虑检测 NT-proBNP 和脑钠肽（BNP）以获得有关患者围术期及长期的独立预后信息。不推荐使用普适性常规围术期生物标志物进行风险分层及 CVD 预防。

（三）常用的术前心脏检查

心电图（ECG）是一种常用的术前评估患者心脏功能的检查方法。若患者存在风险因素且接受中高危手术，推荐术前行 ECG；若患者存在风险因素且接受低危手术，可考虑术前行 ECG；若患者无风险因素，但年龄超过 65 岁且接受中危手术，可考虑术前行 ECG；若患者无风险因素且接受低危手术，不推荐将 ECG 作为术前常规检查；若患者无症状且无心脏病指征或心电图异常，如接受高危手术，可考虑行超声心动图检查，如接受低中危手术，则不推荐将超声心动图作为术前常规检查。

围术期患者接受冠脉造影及血运重建的适应证与非手术患者相同。若患者诊断有心肌缺血伴不稳定型心绞痛，且接受适宜治疗，近期接受非急诊、非心脏手术，推荐术前行冠脉造影检查。若患者心脏状况稳定，且接受低危手术，不推荐行术前冠脉造影检查。

（四）中心静脉压的监测

中心静脉压（CVP）测定的是位于胸腔内腔静脉与右心房交界处的压力，是反映右心前负荷的指标。CVP 由 4 个部分组成：右心室充盈压、静脉内壁压、静脉外壁压、静脉毛细血管压。因此，CVP 的大小与血容量、静脉压力和右心功能有关。由于 CVP 监测操作简单方便，临床上应用很广，主要适用于：严重创伤、休克，以及出现急性循环功能衰竭的危重患者；各类大、中型手术，尤其是心血管、头颅和腹部大手术，心血管代偿功能不全的患者，或手术本身会引起血流动力学显著变化者；需长期输液或全胃肠外营养治疗的患者；需接受大量、快速的输血或补液的患者。

中心静脉压的参考值为 5～10cmH$_2$O（0.49～0.98kPa）。临床上常依据 CVP 的变化来估计患者的血流动力学状况。CVP 的高低取决于心功能、血容量、静脉血管张力、胸膜腔内压、静脉血回流量和肺循环阻力等因素，其中最为重要的是静脉回流与右心室输出量之间的平衡。在容量输注过程中，CVP 不高，表明右心室能排出回心的血量，可作为判断心脏对液体负荷的安全指标。CVP 与动脉压不同，不应强调所谓正常值，更不要强求为维持所谓的正常值而输液过多。作为反映心功能的指标，连续测定、观察 CVP 的动态变化，比单次的绝对值更有指导意义。一般 CVP 不高或偏低，则输血、补液是安全的。临床工作中常依据动脉压的高低、脉压大小、尿量及临床症状、体征，结合 CVP 变化对病情做出判断，指导治疗。

（五）脉搏指示连续心输出量的监测

脉搏指示连续心输出量（pulse indicator continuous cardiac output，PICCO）监测是近几年较为广泛使用的血流动力学监测技术。

1. PICCO 监测的基本原理　PICCO 监测采用热稀释法原理，从中心静脉同时注入温度和染料两种指示剂，通过股动脉测定 CO，再根据两种指示剂的不同特点（温度指示剂可透过血管壁，染料指示剂不透过血管壁）测定血管外肺水等一系列参数。早期 PICCO 监测即采用双指示剂法（温度和染料），并在大量临床数据的支持下总结了经验公式，现已发展成为只需用温度进行测量的单指示剂法。从中心静脉注入一定量冷生理盐水（2～8℃），途经上腔静脉→右心房→右心室→肺动脉→肺静脉→左心房→左心室→升主动脉→腹主动脉→股动脉 PICCO 导管温度探头感受端。计算机可以根据整个热稀释过程绘制出热稀释曲线，并自动对该曲线波形进行分析，从而获得一系列血流动力学参数。

2. 监测指标及其意义　PICCO 监测可连续监测下列参数：连续心输出量（CCO）及连续心输出量指数（CCI）、动脉压、心率（HR）、每搏输出量（SV）及每搏输出量指数（SVI）、每搏量变化（SVV）、外周血管阻力（SVR）及外周血管阻力指数（SVRI）。

PICCO 监测可利用热稀释法测定以下参数：心输出量（CO）及心指数（CI）、胸腔内血容量（ITBV）及胸腔内血容量指数（ITBI）、全心舒张末期容量（GEDV）及全心舒张末期容量指数（GEDI）、血管外肺水（EVLW）及血管外肺水指数（ELWI）、心功能指数（CFI）、全心射血分数（GEF）、肺血管通透性指数（PVPI）。

（1）CI 参考值：3.5～5.5L/（min·m²）。低于 2.5L/（min·m²）时可见于心力衰竭，低于 1.8L/（min·m²）并伴有微循环障碍时为心源性休克。

（2）ITBI 参考值：850～1000ml/m²。ITBI 小于低值为前负荷不足，大于高值为前负荷过重。

（3）GEDI 参考值：680～800ml/m²。GEDI 小于低值为前负荷不足，大于高值为前负荷过重。

（4）ELWI 参考值：3～7ml/kg。ELWI 大于高值为肺水过多，可能出现肺水肿。

（5）PVPI 参考值：1～3。PVPI 可用于鉴别肺水肿的类型，PVPI 正常提示静水压性肺水肿，PVPI 升高提示渗透性肺水肿。

（6）SVV 参考值：≤10%。SVV 反映液体复苏的反应性。

（7）SVRI 参考值：1200～2000dyn·s·m²·cm⁻⁵。SVRI 反映左心室后负荷大小。体循环中小动脉病变或因神经体液等因素所致的血管收缩与舒张状态的改变均可影响 SVRI 结果。

（六）肺动脉漂浮导管

肺动脉漂浮导管是进行肺动脉压（PAP）和肺毛细血管楔压（PCWP）测量的工具。当左心室和二尖瓣功能正常时，PCWP 仅较左心房压高 1～2mmHg（0.13～0.27kPa），因此 PAP 和 PCWP 分别是反映右心后负荷和左心前负荷的指标。由于 CVP 不能反映左心功能，所以当患者存在左心功能不全时，进行 PAP 和 PCWP 监测是很有必要的。

肺动脉漂浮导管全长 110cm，每 10cm 有一个刻度，通常为四腔漂浮导管。其气囊距导管顶端约 1mm，可用 0.8~1ml 的空气或二氧化碳充气，充气后的气囊直径约为 13mm，导管尾部经一个开关连接一个 1ml 的注射器，用以充气或放瘪气囊。导管顶端有一个开口，可做 PAP 监测；在距导管顶部约 30cm 处有另一个开口，可做右心房压力监测；在距顶部 4cm 处加一个热敏电阻探头，可做 CO 测定。其主要的监测参数如下：

1. PAP 是当肺动脉漂浮导管（气囊未充气）的顶端位于肺动脉内时，经远端开口测得的压力。肺动脉收缩压（PASP）的正常值：15~30mmHg（2~4kPa）。肺动脉舒张压（PADP）的正常值：5~15mmHg（0.67~2kPa）。肺动脉平均压（PAMP）的正常值：10~20mmHg（1.33~2.67kPa）。

2. PCWP 是将气囊充气后，肺动脉漂浮导管的远端嵌顿在肺动脉的分支时测量的气囊远端的压力。PCWP 正常值：5~15mmHg（0.67~2kPa）。PCWP < 5mmHg（0.67kPa），提示容量不足；PCWP 为 12~15mmHg（1.6~2kPa），提示容量正常或容量不足伴左心功能不全；PCWP > 18~20mmHg（2.4~2.67kPa），提示容量过多或伴左心功能不全，有发生肺水肿的危险。

3. 右心房压 将肺动脉漂浮导管置于准确位置后，导管近侧开口正好位于右心房内，经此开口测得右心房压为 1~10mmHg（0.13~1.33kPa）。

4. CO 指心室每分钟排出的总血量，正常值：4~8L/min，正常时左、右心室的 CO 基本相同。CO 是反映心泵功能的重要指标，主要受心肌收缩力、前负荷、后负荷、心率等因素影响。采用热稀释法，通过肺动脉漂浮导管向右心房注射一定量的冷生理盐水，盐水随血液的流动而被稀释并吸收血液的热量，温度逐渐升高到与血液一致，经监测仪记录可得到温度-时间稀释曲线，然后计算结果。

第二节 肺功能和呼吸功能监测

人体的呼吸功能包括外呼吸和内呼吸。外呼吸就是临床泛指的呼吸功能，而内呼吸主要指组织呼吸。本节主要介绍外呼吸功能监测。对患者及具有潜在多器官功能衰竭（MOF）的高危患者进行呼吸功能监测，其目的主要包括：对呼吸功能状态做出评价；对呼吸功能障碍的类型和严重程度做出诊断；掌握高危患者呼吸功能的动态变化，以便评估病情和调整治疗方案；合理评价呼吸治疗效果。肺功能检测（pulmonary function test，PFT）目前仍沿用 1992 年美国麻醉医师协会推荐的检测方法及评价标准，当时主要是适用于开胸手术的肺叶切除术及全肺切除术前评估，对肺癌的外科治疗起到了很大的推动作用，临床上以其简单、易操作和良好的预测功能而得到世界范围内的广泛认可。

一、评估和监测

（一）运动测试

1. 简易运动测试 可粗略估计患者有氧运动能力，其简单、易操作，但是测试的有氧运动能力比较粗略。常用方法有 6 分钟/12 分钟步行试验、步行往返试验和爬楼梯试验。

2. 心肺运动试验（cardiopulmonary exercise test，CPET） CPET 被认为是术前评价肺切除风险的金标准，与简易运动测试相比，CPET 具有以下优点：是在受控制的环境中连续监测各种心源性和呼吸参数；是一个标准化运动测试，具有良好的可重复性；可准确识别氧转运系统中的各种问题，从而在围术期中及时处理，以提高心肺整体功能状态。峰值耗氧量（peak oxygen consumption，VO₂peak）是目前反映运动能力的最有效的指标。

3. 运动过程中氧饱和度下降（exercise oxygen desaturation，EOD） 特指在运动测试过程中，受试者动脉血氧饱和度下降大于 4%。早期研究表明运动过程中氧饱和度下降与肺切除术后早期并发症的相关性并不确切，来自英国的文献报道显示步行往返试验中出现运动过程中氧饱和度下降与否和围术期是否发生并发症没有相关性。然而，另有研究指出，运动过程中氧饱和度下降可用于肺切除手术术前的评估，运动过程中氧饱和度下降可用于判断术后是否出现呼吸衰竭、是否需要进入重症监护室等；Brunelli 采用回归分析发现运动过程中氧饱和度下降现象与肺切除术后并发症显著相关。有些研究还发现步行往返试验和 6 分钟步行试验比 CPET 能更有效地鉴别出哪些患者会出现运动过程中氧饱和度下降。

（二）呼吸运动的监测

1. 呼吸频率（RR） 指每分钟的呼吸次数。RR 反映患者通气功能及呼吸中枢的兴奋性，是呼吸功能监测的基本项目。正常值：成人为 12～20 次/分；小儿随着年龄减小而增快，8 岁为 18 次/分，1 岁为 25 次/分，新生儿约为 40 次/分。成人 RR<6 次/分或>35 次/分，均提示呼吸功能障碍。

2. 呼吸幅度、呼吸节律和呼吸周期比例 呼吸幅度指呼吸运动时患者胸腹部的起伏大小。呼吸节律指呼吸的规律性。呼吸周期比例指呼吸周期中吸气时间与呼气时间之比，即吸呼比（I/E）。呼吸运动时胸腹部的起伏幅度可以大致反映潮气量的大小。观察呼吸节律的变化，可以发现异常呼吸类型，提示病变部位。如狭窄型呼吸（伴有喘鸣和呼气延长的呼吸状态）多由慢性阻塞性肺疾病（COPD）所致；窘迫型呼吸或浅快型呼吸（呼吸频率快、潮气量小而无气道狭窄和阻塞，呈呼吸窘迫表现）多见于肺、胸廓限制性通气障碍、急性呼吸窘迫综合征（ARDS）、心脏疾病和其他心肺以外疾病（如贫血）；异常型呼吸，如库斯莫尔（Kussmaul）呼吸、比奥（Biot）呼吸、陈-施（Cheyne-Stokes）呼吸等，多在危重病症时出现。I/E 正常值为（1～1.5）：1，吸呼比的变化反映肺的通气换气功能。

3. 胸腹式呼吸活动的观察 胸式呼吸是指以胸廓运动为主的呼吸，腹式呼吸是指以膈肌运动为主的呼吸。一般男性及儿童以腹式呼吸为主，女性以胸式呼吸为主，但实际上两种呼吸方式很少单独存在或截然分开。胸式呼吸不对称常提示一侧气胸、血胸、肺不张等。胸式呼吸增强，常因腹部病变限制膈肌活动而引起，如腹痛、大量腹水、腹膜炎、肝或脾极度肿大等；胸式呼吸减弱或消失，可能为两侧胸部皆有疾患或高位截瘫，也可见于使用肌松剂。胸腹式呼吸不同步常提示有肋间肌麻痹，吸气三凹征提示上呼吸道梗阻，呼气性呼吸困难提示下呼吸道梗阻。

（三）通气功能监测

1. 静态肺容量　在呼吸运动过程中，根据肺和胸廓扩张、回缩的程度，肺内容纳的气量会产生相应改变，分为彼此互不重叠的 4 种基础容量，以及由 2 个或 2 个以上基础容量组成的 4 种叠加容量。这 8 种容量为静态肺容量，是肺呼吸功能监测的最基本项目。

（1）潮气量（tidal volume，VT）：指平静呼吸时，每次吸入或呼出的气体容量，反映人体静息状态下的通气功能。它与年龄、性别、体表面积（BSA）及机体的代谢情况有关，个体差异较大。VT 约 25% 来自胸式呼吸，75% 来自腹式呼吸。可用肺功能监测仪或肺量计（spirometer）直接测定。正常值：8～12ml/kg，平均约为 500ml，男性为 400～800ml，女性为 300～600ml。另外，机械通气时，吸气与呼气的 VT 差值可反映呼吸管道的漏气情况。

（2）补吸气量（inspiratory reserve volume，IRV）：或称吸气储备量，指在平静吸气末，用力做最大深吸气所能吸入的气量，反映胸肺的弹性和吸气肌的力量。成年男性正常值为 2100ml，女性正常值为 1400ml。

（3）深吸气量（inspiratory capacity，IC）：指在平静呼气之后，用力做最大吸气所能吸入的气量，即 VT+IRV。IC 与吸气肌的力量大小、肺弹性和气道通畅情况有关，是最大通气量的主要动力来源。成年男性正常值为 2.6L，女性正常值为 2L。

（4）补呼气量（expiratory reserve volume，ERV）：指在平静呼气末，用力做最大呼气所能呼出的气量，反映胸肺的弹性和呼气肌的力量。成年男性正常值为 900ml，女性正常值为 560ml。

（5）残气量（residual volume，RV）：亦称余气量，指做最大呼气后，肺内残留的全部气量。RV 起着缓冲肺泡内气体分压、防止呼吸过程中小气道闭塞的作用。RV 增加见于肺组织弹力减退，末梢支气管狭窄或任何原因引起的呼气受阻或胸廓畸形等；RV 减少则见于各种原因引起的胸肺弹性回缩力增加。需要注意的是，RV 在限制性通气障碍患者中比其他肺容量更接近正常；在小气道疾病时，由于气道闭合过早而使 RV 升高，但功能残气量和第一秒用力呼气肺活量可保持正常。正常值：1.5～2L。

（6）功能残气量（functional residual capacity，FRC）：指平静呼气后肺内所残留的气量，即 ERV+RV。FRC 在气体交换过程中，缓冲肺泡气体分压的变化，减少通气间歇对肺泡内气体交换的影响。FRC 减少说明肺泡缩小和塌陷。成年男性正常值为 2300ml，女性正常值为 1600ml。

（7）肺活量（vital capacity，VC）：指做最大吸气之后缓慢呼出的最大气量（呼气肺活量）或做最大缓慢呼气后用力吸入的最大气量（吸气肺活量）。VC 反映肺每次通气的最大能力，即反映肺、胸廓最大扩张和收缩的呼吸幅度。VC 受呼吸肌力量强弱、肺组织和胸廓弹性及气道通畅的影响。VC 减少见于任何使呼吸幅度受限的疾病，如胸廓活动受限、肺组织损害、膈肌活动受限等；VC 增高见于罕见的肺巨大症者。临床常用实测 VC/预计 VC 值判断限制性通气功能障碍的程度。成年男性正常值为 3.5L，女性正常值为 2.4L。

（8）肺总容量（total lung capacity，TLC）：指做最大吸气后存留于肺部的全部气量。TLC 增加见于呼吸肌锻炼后呼吸肌肌力增强者，肺气肿、支气管哮喘患者等；TLC 减少见于呼吸肌肌力衰弱、胸廓畸形、肺切除后、肺纤维化、肺水肿、气胸和胸腔积液等限制性疾病。成年男性正常值为 5L，女性正常值为 3.5L。

2. 动态肺容量 为单位时间内进出肺的气体量，主要反映气道的状态。

（1）分钟通气量（minute ventilation，MV）：指在静息状态下每分钟呼出或吸入的气量。它是潮气量（VT）与呼吸频率（RR）的乘积，是肺通气功能最常用的测定项目之一。正常值：6~8L/min。成人 MV 超过 10~12L/min 常提示通气过度；MV 低于 3~4L/min 则提示通气不足。

（2）肺泡通气量（alveolar ventilation，V）：指在静息状态下每分钟吸入气量中能达到肺泡进行气体交换的有效通气量，反映肺真正的气体交换量。通过 VT 减去生理无效腔量（VD）再乘 RR 计算得出，即 V=（VT－VD）×RR。正常值：4.2L/min。

（3）用力肺活量（forced vital capacity，FVC）：指为深吸气（吸气至 TLC）位后用最快速度、最大用力呼气所能呼出的全部气量。FEV₁、FEV₂、FEV₃ 分别指最大吸气至 TLC 位后，1s、2s、3s 快速呼出的气体量。它们既是容积测定，也是单位时间内平均流量的测定。正常值：FEV_1 为 2.83L，FEV_2 为 3.3L，FEV_3 为 3.41L。但临床常用 FEV_1、FEV_2、FEV_3 占 FVC 的百分比表示，如正常 FEV_1/FVC 为 83%，FEV_2/FVC 为 96%，FEV_3/FVC 为 99%。FVC 主要用来判断较大气道的阻塞性病变，其中以 FEV_1 和 FEV_1/FVC 意义最大。

（4）最大呼气流量-容积曲线[用力呼气流量曲线（MEFV）或 F-V 曲线]：指受试者在最大用力呼气过程中，将其呼出的气体容积及相应的呼气流量描记成的一条曲线图形。F-V 曲线主要反映在用力呼气过程中胸膜腔内压、肺弹性回缩力、气道阻力对呼气流量的影响。F-V 曲线前半部分的最大呼气流量取决于受检者呼气时用力大小，而后半部分的最大呼气流量与受检者用力大小无关，主要决定于肺泡弹性回缩力和外周气道的生理性能。F-V 曲线目前主要用于对小气道阻塞性病变的监测，实测值/预计值＜80%即为异常。

（5）最大通气量（maximal voluntary ventilation，MVV）：指单位时间内患者尽力吸入或呼出的最大气量，其呼出或吸入的气量以 L/min 表示，是一项反映通气效果的非特异性检查。MVV 涉及神经肌肉系统、肺组织弹性、胸廓和气道等多个效应系统，因此它的下降与主观的呼吸困难的相关性较其他通气功能指标更为紧密，可显示已衰弱的呼吸肌的疲劳程度。MVV 在反映由气道阻塞或肺的弹性回缩力减退引起的功能损害时比肺活量更敏感，但在反映由肺组织缺损或胸廓肺扩张受限所引起的功能损害时，其敏感度比肺活量差。MVV 下降多见于气道阻塞性疾病、胸廓病变、胸膜病变、肺实质病变和呼吸肌麻痹或衰弱、肥胖等。由于 MVV 的下降往往与气道阻塞程度成正比，故可用来评价通气功能损害的严重程度。虽然 MVV 是通气功能监测中较有价值的项目，但身体虚弱伴严重心肺疾患的患者不宜应用。成年男性正常值为 104L/min，女性正常值为 82.5L/min。

（6）流量-容积环：指在用力吸入和呼出肺活量过程中，连续记录流量和容积的变化而绘成的环。它克服了上述监测将流量、容积和压力的复杂动态关系分割成简单的二维关系的不足。环的形状反映了肺容积和整个呼吸周期气道的状态。应用肺功能监测仪可连续描记用力呼吸过程中流速和容量的动态变化。

3. 小气道功能监测 小气道是指吸气状态下内径≤2mm 的细支气管。虽然小气道阻力占总气道阻力的 10%，但总表面积很大，主要影响疾病也很广泛。因此，小气道功能监测有着特殊的临床意义。常见的小气道功能监测有以下几种。

（1）闭合气量（CV）和闭合总量（CC）：CV 是指从肺总量位一次呼气过程中，从肺底部小气道开始闭合时所能继续呼出的气量。CC 是闭合气量与残气量之和，即低位小气道开始闭合时的总肺容量。一般用 CV/VC 或 CC/TLC 表示。CV/VC 值增高见于小气道病变（如早期阻塞性肺疾病、间质性肉芽肿、早期肺气肿、哮喘缓解期、早期肺尘埃沉着病等）或肺弹性障碍（如肺纤维化）。CC 和 CV 监测是一项监测小气道疾患简单、敏感的肺功能试验，对于小气道疾患的早期诊断和疗效评价都具有一定的实用价值。正常值：CV/VC 为 12.7 ± 0.5，CC/TLC 为 37.8 ± 1。

（2）动态顺应性的频率依赖性（frequency dependence of dynamic compliance，FDC）：是指肺组织顺应性可能随呼吸频率的加快而降低的现象，其病理生理学基础是小气道病变分布的不均匀性，以及由此造成的肺内气体分布的不均匀性。肺 FDC 测定是从肺容量、压力的变化与时间的关系来考查小气道功能的，是一种非常典型的测验小气道功能的敏感方法。

（四）换气功能监测

肺换气功能受通气/血流值（V/Q）、肺内分流、生理无效腔、弥散功能等影响，常用的换气功能监测指标有以下几种。

1. 肺泡与动脉血氧分压差[alveolar-arterial differences for O_2，P（A-a）O_2 或 A-aDO_2]　P（A-a）O_2 反映肺内气体交换效率，其值受 V/Q 值、肺弥散功能和动、静脉分流的影响。

2. 肺内分流血量（QS）和肺血分流率（shunt fraction，QS/QT）　QS 指每分钟右心输出量中未经肺内氧合而直接进入左心的血流量，QS/QT 指肺内分流血量（QS）和心脏总输出量（QT）的比率。QS/QT 值增加见于肺弥散功能障碍，如急性呼吸窘迫综合征（ARDS）、肺水肿；肺内 V/Q 值失调见于肺炎、肺不张及右向左分流的先天性心脏病等。正常值：$3\% \sim 8\%$。

3. 动脉血氧分压（PaO_2）与氧合指数[PaO_2/FiO_2（吸入气中的氧浓度分数）]　为常用的评价肺氧合和换气功能的指标。因 PaO_2/FiO_2 值在 FiO_2 变化时能反映肺内氧气的交换状况，故其意义更大。PaO_2/FiO_2 正常值＞300mmHg（40kPa），PaO_2/FiO_2 值降低提示有肺换气功能障碍，$PaO_2/FiO_2 \leqslant 200$mmHg（26.67kPa）是 ARDS 的诊断标准之一。

4. 脉搏血氧饱和度（SpO_2）　SpO_2 是用脉搏血氧饱和度仪经皮测得的动脉血氧饱和度值。它是临床常用的评价氧合功能的指标，是临床麻醉和重症监护病房（ICU）常规监测项目之一。SpO_2 监测能及时发现低氧血症，指导机械通气模式和 FiO_2 的调整。正常值：＞94%。$SpO_2 < 90\%$ 常提示有低氧血症。

（五）呼吸肌功能监测

1. 最大吸气压（maximal inspiratory pressure，MIP）和最大呼气压（maximal expiratory pressure，MEP）　MIP 和 MEP 是患者分别从残气量位和肺总容量位做最大吸气和呼气所测得的压力，它们是分别反映全部吸气肌或呼气肌强度的指标，主要是对吸气肌或呼气肌功能做出评价。压力降低见于神经肌肉疾病，当 MIP 小于预计值的 30% 时易出现呼吸功能衰竭, MIP 还可作为判断能否脱离机械通气的参考指标。MEP 的监测可评价患者的咳嗽、排痰能力, 如 MEP=100cmH$_2$O (9.81kPa), 常表示咳嗽有效。

2. 最大跨膈压 (maximum transdiaphragmatic pressure, Pdimax)　跨膈压 (transdiaphragmatic pressure, Pdi) 为吸气相腹内压 (胃内压) 与胸膜腔内压 (食管内压) 的差值。Pdimax 是指功能残气位、气流阻断状态下, 以最大努力吸气所产生的 Pdi 最大值。Pdimax 是反映膈肌最大吸气力量的指标, 用于评价膈肌收缩功能, 指导机械通气的撤机。Pdi、Pdimax 下降提示膈肌疲劳, 见于重度 COPD 及神经肌肉疾病。正常值: 90~215cmH$_2$O (8.83~21.08kPa)。

(六) 呼吸力学监测

1. 气道阻力 (airway resistance, RAW)　指气体流经呼吸道时气体分子间及气体与气道内壁间发生摩擦所造成的阻力。其计算公式为 RAW=推动气体的压力 (ΔP)/气体流速 (V)。式中, RAW 以单位时间流量所需的压力差表示。RAW 的大小主要由气体本身的性质、气体流动方式及气道口径和长度来决定, 在临床上气道口径的变化和气体流动方式起主要作用。RAW 直接反映气道的阻塞情况, RAW 增加可见于气道分泌物增多、气管黏膜水肿 (如哮喘、支气管炎、肺水肿)、支气管痉挛、气道异物、气管内肿瘤等。另外, RAW 增加也见于人工气道或呼吸机管路障碍, 如气管插管过深、气管导管套囊疝出或偏心、人工气道内形成痰痂、呼吸机管道内积水等。RAW 监测的临床意义在于评价气道病变的程度, 指导机械通气的撤机和呼吸治疗, 评价支气管扩张剂的疗效等。

2. 肺顺应性 (lung compliance, C$_L$)　指单位经肺压改变时所引起的肺容量的变化。其计算公式为经肺压=肺泡压−胸膜腔内压。肺顺应性又分为静态肺顺应性 (static compliance, Cst) 和动态肺顺应性 (dynamic compliance, Cdyn): Cst 系指在呼吸周期中, 气流暂时阻断时所测得的肺顺应性, 它相当于肺组织的弹性; Cdyn 则指在呼吸周期中, 气流未阻断时测得的肺顺应性, 它反映肺组织弹性, 并受 RAW 的影响。Cdyn 正常值: 0.23~0.35L/cmH$_2$O (0.02~0.03L/kPa)。Cst 正常值: 0.166~0.246L/cmH$_2$O (0.016~0.024L/kPa)。

3. 压力-容量环 (P-V 环)　P-V 环是指受试者做平静呼吸或接受机械通气, 用肺功能测定仪描绘的一次呼吸周期 VT 与相应气道压力相互关系的曲线环。因其表示呼吸肌运动产生的力以克服肺弹性阻力 (肺顺应性) 和非弹性阻力 (气道阻力和组织黏性) 而使肺泡膨胀的压力-容量关系, 故也称为肺顺应性环。P-V 环反映呼吸肌克服阻力维持通气量所做的功 (呼吸功)。利用患者自主呼吸或机械辅助通气时所测得的 P-V 环可计算患者呼吸做功 (the patient work of breathing, WOB$_P$), 即患者呼吸肌收缩将一定量气体送入肺内所做的功; 利用机械通气时所测得的 P-V 环可计算呼吸肌呼吸做功 (ventilator breathing work, WOB$_v$), 即呼吸肌输送 VT 至患者肺内所做的功。

(七) 呼吸中枢兴奋性监测

呼吸运动的好坏与呼吸中枢的功能有关, 临床应用较多的监测手段是呼吸中枢兴奋性, 如平均吸气流速, 然而因受肺机械特征影响大而限制应用, 现在最常用的是第 0.1 秒驱动压（$P_{0.1}$）的监测。$P_{0.1}$指阻断气流时，吸气开始0.1s的口腔或胸腔内压力。可用多功能呼吸机或床旁呼吸功能监测仪测定，通常胸腔内压（常用食管内压）比气道压力更为敏感、准确。$P_{0.1}$与膈神经及膈肌肌电图的改变呈线性关系，反映呼吸中枢的兴奋性，$P_{0.1}$增高见于呼吸肌机械负荷过重，呼吸中枢代偿性活动增强。正常值：2～4cmH$_2$O（0.2～0.39kPa）。

第三节 脑功能监测

中枢神经系统损伤会引起机体在器官、组织、细胞和分子水平发生一系列病理生理学改变，这些改变会对机体造成缺血和缺氧等继发性损伤，神经系统功能监测的目的在于及早发现缺血缺氧的迹象。最基本的神经功能监测是床旁体格检查，定时严密观察患者的神志、身体活动、语言和瞳孔情况，可及时发现病情变化，给予相应的处理。但是，体格检查也存在明显的局限性，如对于接受镇静剂或处于癫痫持续状态的患者往往无法实施常规体检。此外，体检所能提供的往往仅是定性资料，在脑血流量（CBF）和代谢变化的早期，灵敏度明显不足。正是这些局限性促使人们开发出各种各样的监测手段。伴随着生物医学工程技术的进步，近年来临床引入了多种先进的监测手段，本节将简述几种常用的监测方法。

一、神经系统查体

（一）生命体征监测

严密监测患者的生命体征，当患者颅内压（ICP）增高时血压会增高，心率（HR）、呼吸频率（RR）会减慢，当ICP增高到一定程度时患者的血压会下降，脉搏快而弱，出现潮式呼吸，并可发生呼吸停止。

（二）格拉斯哥昏迷量表（GCS）评分（表3-2）

表3-2 GCS评分

睁眼反应	得分	语言反应	得分	运动反应	得分
正常睁眼	4	回答正确	5	按吩咐动作	6
呼唤睁眼	3	回答错误	4	对疼痛刺激定位	5
刺痛睁眼	2	言语错乱	3	对疼痛刺激有躲避反应	4
无睁眼	1	含糊不清	2	刺痛时肢体屈曲	3
		无反应	1	刺痛时肢体过伸	2
				无反应	1

将表3-2中的三种反应各自得分相加，即得到GCS评分。根据GCS评分，可分为轻、中、重三种类型：轻型，总分为13～15分；中型，总分为9～12分；重型，总分为3～8分。

（三）意识障碍的分类

意识障碍是指人对周围环境及自身状态的识别和觉察能力出现紊乱。一种是以兴奋性降低为特点，表现为嗜睡、意识模糊、昏睡直至昏迷；另一种是以兴奋性增高为特点，表现为高级中枢急性活动失调的状态，包括意识模糊、定向力丧失、感觉错乱、躁动不安、言语杂乱等。

1. 嗜睡　是程度最浅的一种意识障碍。患者经常处于睡眠状态，给予较轻微的刺激即可被唤醒，醒后意识活动接近正常，但对周围环境的鉴别能力较差，反应迟钝，刺激停止后又入睡。

2. 昏睡　是较嗜睡更深的意识障碍，表现为意识范围明显缩小，精神活动极度迟钝，对较强刺激有反应；不易唤醒，醒时睁眼，但缺乏表情；对反复问话仅作简单回答，回答时含混不清，答非所问，但各种反射活动存在。

3. 昏迷　意识活动丧失，对外界各种刺激或自身内部的需要不能感知。可出现无意识的活动，任何刺激均不能被唤醒。按刺激反应及反射活动等可分浅昏迷、深昏迷、极度昏迷。

4. 去大脑皮质状态　是一种特殊类型的意识障碍。它与昏迷不同，是大脑皮质受到严重的广泛损害而功能丧失，但大脑皮质下及脑干功能仍然保存的一种特殊状态。有觉醒和睡眠周期，觉醒时睁开眼睛，各种生理反射如瞳孔对光反射、角膜反射、吞咽反射、咳嗽反射存在，喂之能吃，貌似清醒，但缺乏意识活动，故有"睁目昏迷""醒状昏迷"之称。患者常可较长期存活，常见于各种急性缺氧缺血性脑病、癫痫大发作持续状态、各种脑炎、严重颅脑外伤后等。

5. 谵妄　是一种特殊类型的意识障碍。在意识模糊的同时，伴有明显的精神运动兴奋，如躁动不安、喃喃自语、抗拒喊叫等；有丰富的视幻觉和错觉，夜间较重，多持续数日。事后可部分回忆而犹如梦境，或完全不能回忆。常见于感染中毒性脑病、颅脑外伤等。

（四）瞳孔的监测

正常成人瞳孔呈圆形，直径为 2～5mm，双侧对称、等大等圆，对光反射灵敏。观察时要用聚光集中的电筒对准两眼中间照射，对比观察两侧瞳孔大小、形状及对光反射，再将光源分别移向双侧瞳孔中央，观察瞳孔的直接反射和间接对光反射，注意对光反射是否灵敏。颅脑损伤时会出现不同的改变，具体如下：

（1）伤后一侧瞳孔扩大、对光反射消失是颅内血肿的表现。如果伤后患者神志清醒，而一侧瞳孔散大，可能为动眼神经损伤。

（2）伤后一侧瞳孔进行性散大、对侧肢体瘫痪、意识障碍，提示脑受压或脑疝。

（3）双侧瞳孔散大，对光反射消失，眼球固定伴深昏迷，则提示临终状态。

（4）双侧瞳孔缩小，对光反射迟钝，则可能是脑桥损害、蛛网膜下腔出血，也可能是大量镇静剂所致。

（5）双侧瞳孔时大时小、变化不定，对光反射差，常为脑干损伤的特征。

（6）眼球震颤为小脑或脑干损伤。

（五）肌力检查

肌力检查也是神经损伤患者的常用检查。检查时嘱患者做肢体屈伸动作，操作者从反方向施加阻力，并感觉阻力的大小。肌力分为6级：

5级：患者对抗阻力的动作和力量正常。

4级：患者能做出对抗阻力的动作，但力量较弱。

3级：患者肢体能抬离床面，但不能对抗阻力。

2级：患者肢体能在床面平移，但不能抬离床面。

1级：患者肢体肌肉有收缩，但不能产生动作。

0级：完全瘫痪。

二、颅内压监测

颅内压（ICP）是指颅腔内容物对颅壁施加的压力，以脑脊液压力为代表。颅腔内容物主要有脑组织、脑脊液、血液，而颅腔容积固定不变，为1400~1500ml。其中，脑组织体积为1150~1350cm^3，占颅腔总容积的80%以上；脑脊液总容量约150ml，占颅腔总容积的10%左右；血液量占颅腔总容积的2%~11%，变动较大。成人ICP正常值为70~200mmH$_2$O（0.69~1.96kPa），儿童正常值为50~100mmH$_2$O（0.49~0.98kPa）。ICP的调节以脑脊液调节为主，ICP增高时脑脊液吸收量会增加，可达2ml/min。ICP增高是指引起ICP增高的各种原因导致颅腔内的容积（或空间）代偿失调所致的临床综合征。ICP的生理调节失控是导致ICP增高的主要原因。凡是ICP超过200mmH$_2$O（1.96kPa）时，即可称为ICP增高。

ICP监测可以分为无创与有创两大类。无创ICP监测的方法有多种，如采用前囟测压、测眼压、经颅多普勒（trans-cranial Doppler，TCD）超声测血流、生物电阻抗法、鼓膜移位测试法等。无创ICP监测尚处于研究阶段。目前用于临床的ICP监测均属有创范畴，临床上以脑室导管法最常用，其次为硬膜外或硬膜下置管法。近年来的非随机对照研究表明，ICP监测可能会改善脑创伤、蛛网膜下腔出血和脑出血患者的转归。当ICP上限为20.3~24.8mmHg（2.7~3.3kPa）时，应开始降ICP治疗；当ICP<20.3mmHg（2.7kPa）时，不应该常规使用脱水治疗。

三、脑血流量监测

各种创伤、休克、感染及呼吸心搏骤停都可以影响脑的灌注。而脑组织对缺血缺氧高度敏感且耐受性差，短暂的缺血缺氧就可能引起脑组织的损害并产生脑功能的改变。脑组织氧供（DO$_2$）与脑血流量（CBF）密切相关，故通过监测CBF可以间接了解脑DO$_2$及其功能状况，从而对了解神经系统的功能和判断预后具有一定的帮助。

CBF主要取决于脑灌注压（CPP）和脑血管阻力（CVR），其关系为CBF=CPP/CVR。CPP=MAP（平均动脉压）-ICP。当MAP在60~150mmHg（8~20kPa）时，其自身的自动调节机制（可能主要通过调节 CVR）可维持 CBF 相对稳定，超出此范围时 CBF 将被动地随 CPP 而变化。

随着现代影像学及生物医学的不断发展，监测 CBF 的手段越来越多，具体选择与实施需根据实际条件、临床目的及患者情况综合考虑。其中，正电子发射断层显像（PET）是评价 CBF 的"金标准"，而 TCD 在危重患者监测中应用最为广泛。

TCD 将脉冲多普勒技术和低频发射频率相结合，从而使超声波能够穿透颅骨较薄的部位进入颅内，根据多普勒位移原理检测红细胞（RBC）移动速度，直接获得颅底动脉血流速度。TCD 所监测到的是颅底动脉血流速度（测量单位为 cm/s），而非 CBF。TCD 具有无创、便于使用、可反复操作等优点。TCD 在脑损伤患者中的应用主要包括 3 个方面：诊断脑血管痉挛，CBF 的间接评估，评价脑血管自身调节功能。

四、脑电图监测

脑电图（EEG）是通过电极来放大并记录脑细胞群的自发性、节律性电活动，将脑电活动的电位作为坐标的纵轴，时间为横轴，把电位和时间的相对关系通过脑电图机记录下来的一种检查方法。脑电波由振幅、周期、位相等特征组成，正常脑电波的波幅为 $10\sim200\mu V$，癫痫发作时可高达 $750\sim1000\mu V$。如果锥体细胞排列方向一致，又同步放电，兴奋通过神经元回路循环产生节律性 α 波；放电失去同步性，兴奋通过皮质内小神经元回路循环，则出现快波；神经细胞代谢速度减慢或形态改变，则出现各种慢波；神经细胞兴奋性异常增高，引起超同步放电，则出现棘波、棘慢波。EEG 主要用于癫痫诊断、脑死亡诊断、睡眠障碍性疾病诊断、药物评价、疗效观察及精神性疾病诊断，此外，在 ICU 对患者的脑电活动进行动态观察，结合其他一些监测设备，还可以对病情及预后进行综合判断。

随着社会的发展和医学技术的进步，固定在脑电图室的脑电图机越来越不能够满足临床的需要，持续脑电监测便进入临床。持续脑电监测是指通过某些手段和方式，对人的脑电活动连续性地或在一定范围、一定时间内进行观察和描记。它具备 24h 全信息超大容量脑电监测、快速灵活的储存和回放、远程监测及动态显示等优点，在临床上得到了广泛使用。

脑电双频指数（BIS）监测是利用双频分析的方法将 EEG 的信号转化成为简单的数字信号的一种监测手段，它综合了 EEG 中频率、功率、位相、波谱等特性，包括更多的原始 EEG 的信息，能够准确地反映大脑皮质功能状况，被公认为是评估意识状态、镇静程度最敏感、准确的客观指标。BIS 用数值 $0\sim100$ 来表示，数值越大，反映意识状态越浅，直到完全清醒；数值越小，意识状态越深。BIS 值在 $85\sim100$ 代表正常状态，在 $65\sim84$ 代表镇静状态，在 $40\sim64$ 代表麻醉状态，<40 代表可能出现抑制，主要适用于监测麻醉深度和镇静程度。

五、脑 氧 监 测

大脑需要持续稳定的血流灌注，当存在缺氧或灌注不足时，大脑将发生一系列病理生理改变。脑氧监测包括多种，其中临床最常应用的是颈静脉血氧饱和度（$SjvO_2$）监测。近年来日见成熟的脑组织微透析技术在临床上也得到了部分应用。

（一）颈静脉血氧饱和度监测

与体循环的肺动脉血相似，颈静脉血中包含了未被脑组织利用的氧。$SjvO_2$ 监测可提示脑氧输送和氧消耗之间的平衡，并间接反映 CBF 的情况。$SjvO_2$ 监测是目前 ICU 中除 ICP 之外另一种常用的脑功能监测，主要应用于脑创伤、弥漫性脑缺氧损伤、蛛网膜下腔出血患者及心血管围术期。目前对于究竟应将脑损伤患者的 $SjvO_2$ 维持在何种水平尚缺乏相应的推荐意见，多数学者选择 55%～75% 为 $SjvO_2$ 的目标界限。然而，由于 $SjvO_2$ 监测的是全脑氧利用的情况，对于局灶性病变，其监测灵敏度可能存在问题。

（二）微透析

微透析是一种在不破坏（或破坏很少）生物体内环境的前提下，对生物体细胞液的内源性或外源性物质进行连续取样和分析的新技术。微透析技术代表了组织代谢监测的重要进展，与脑实质 ICP 监测相同，微透析监测也需要将监测导管放置到脑组织中，导管纤细，直径仅为 0.62mm，导管壁为聚酰胺材料的微透析膜，内充透析液（一般为生理盐水）。脑组织细胞外液中小于微透析膜孔径的物质，可由于浓度梯度弥散至透析液。定时收集透析液进行生化分析，可提示脑组织细胞外液的代谢改变。微透析技术监测的应用范围广泛，包括脑创伤、蛛网膜下腔出血、癫痫、缺血性脑卒中、肿瘤和神经外科术中监测。

第四节　肝功能监测

肝脏是人体最大的实质性器官，担负着复杂多样的生理功能，包括合成、代谢、转运及排泄等。当各种原因引起肝细胞损害或肝内外胆道梗阻时，可导致肝细胞内各种物质，如蛋白质、脂肪、糖、胆红素等代谢的异常；此外，肝细胞膜通透性增加或膜结构的破坏使细胞内酶外溢，导致血液中与肝脏有关的代谢产物和酸含量改变。肝功能监测的目的在于探测肝脏有无损害、查明原因、判断预后及鉴别黄疸等。因此，肝功能试验的临床应用对于诊断、治疗、预后等方面具有重要价值。针对肝功能开展的临床试验种类繁多，不下几十种，但是每一种肝功能试验只能探查肝脏某一方面的某一种功能，到目前为止还没有哪一种试验能反映肝脏的全部功能。为了获得比较客观的肝功能结果，应当选择多种肝功能试验组合，必要时要多次复查。同时，在对肝功能试验的结果进行评价时，必须结合临床症状全面考虑肝功能，避免片面性及主观性。

一、反映肝细胞损伤的酶学检测

（一）血清氨基转移酶

血清氨基转移酶是肝细胞膜通透性变化或肝细胞破坏程度的敏感监测指标。血清氨基转移酶有数十种，临床用于监测肝细胞损伤的主要是丙氨酸转氨酶（alanine aminotransferase，ALT）和天冬氨酸转氨酶（aspartate aminotransferase，AST），ALT 及 AST 的升高通常意味着肝细胞的损伤，急性病毒性肝炎、慢性病毒性肝炎、酒精性肝病、药物性肝炎、脂肪肝、肝癌、肝硬化、胆汁淤积、急性心肌梗死等疾病均有可能引起氨基转移酶的升高。

（二）碱性磷酸酶

碱性磷酸酶（alkaline phosphatase，ALP）是一组同工酶，广泛分布于人体的骨、肝、肠和胎盘等组织内，在小儿主要来自骨，成人主要来自肝，妇女妊娠期出现在胎盘。ALP 由肝细胞合成分泌，自胆道排泄。ALP 检测常用于肝胆疾病和骨骼疾病的临床诊断与鉴别诊断：ALP 升高常见于梗阻性黄疸，也用于黄疸的鉴别诊断，ALP 明显升高伴氨基转移酶稍高、胆红素无明显变化，常见于肝内局限性胆道阻塞（原发性肝癌、肝转移癌、肝脓肿等）；ALP 和胆红素明显升高伴氨基转移酶轻度升高，常见于胆汁淤积性黄疸；ALP 正常或稍高伴氨基转移酶明显升高、胆红素轻度升高，常见于肝细胞性黄疸。

（三）γ-谷氨酰转移酶

γ-谷氨酰转移酶（γ-glutamyl transferase，GGT）的升高常见于胆道阻塞性疾病，如原发性胆汁性肝硬化、硬化性胆管炎、肝癌等疾病，此时 GGT 的升高常与 ALP、血清胆红素升高呈平行关系；急慢性病毒性肝炎、急性酒精性肝炎、药物性肝炎时也会导致 GGT 的升高。

（四）乳酸脱氢酶

乳酸脱氢酶（lactate dehydrogenase，LDH）是一种糖酵解酶，广泛存在于人体组织内。正常人血清 $LDH_2 > LDH_1 > LDH_3 > LDH_4 > LDH_5$，肝病时其同工酶以 LDH_5 增加为主，且 $LDH_5 > LDH_4$，反映肝损害往往比氨基转移酶还敏感；心肌病变时，以 LDH_1 增加为主，且 $LDH_1 > LDH_2$；肺梗死时，以 LDH_3 增加为主。

二、肝脏合成功能监测

肝脏合成功能监测主要用于反映病理状态下患者的有效肝细胞总数或肝脏储备功能。常用的监测项目有血清蛋白质测定、凝血因子测定和相关凝血试验、脂质和脂蛋白监测、血清胆碱酯酶监测及血氨监测等。

（一）血清蛋白质测定

1. 血清总蛋白质、白蛋白（Alb）　　血清总蛋白质参考值：60～80g/L。Alb 参考值：35～55g/L。白蛋白/球蛋白值为（1.5～2.5）：1。肝脏是合成 Alb 的唯一场所，如能除外其他因素，血清 Alb 下降通常反映肝细胞对其合成减少。需要注意的是，Alb 体内半衰期长达 21 天，即使 Alb 合成完全停止，8 天后也仅减少 25%，所以肝损害后 Alb 的降低常在病后 1 周才能显示出来。

2. 前白蛋白 前白蛋白（prealbumin，PA）在肝脏内合成。由于正常人血清含量为 280～350mg/L，体内半衰期为 1.9 天，远比 Alb 短，因此 PA 能更加敏感地反映肝实质的损害。PA 下降与肝细胞损害程度一致。值得注意的是，营养不良时 PA 也会出现降低，是诊断营养不良的指标之一。

3. 血清球蛋白 血清蛋白质电泳除了显示 Alb 和前白蛋白之外，还可显示 α$_1$ 球蛋白、α$_2$ 球蛋白、β 球蛋白和 γ 球蛋白。

（二）凝血因子测定和相关凝血试验

1. 凝血酶原时间（PT） PT 测定可以反映凝血因子 Ⅰ、Ⅱ、Ⅴ、Ⅶ、Ⅹ的活性而不受因子Ⅷ、Ⅸ、Ⅺ、Ⅻ和血小板的影响。PT 有三种表达方法：

（1）PT 延长的秒数，同时检查正常对照值。正常值：12～16s。PT 比对照延长或缩短 3s 为异常。

（2）国际标准化比值（INR）。INR 为通过一定的校正系数计算患者 PT 与正常对照者 PT 的比值，INR>1.2 为异常。急性心功能不全患者的 INR≥1.5。

（3）凝血酶原活动度（PTA）。按该公式计算：PTA＝（正常人凝血酶原时间-8.7）÷（患者凝血酶原时间-8.7）×100%。正常值：80%～100%。急性心功能不全患者的 PTA ≤40%。

2. 活化部分凝血活酶时间（APTT） APTT 为内源性凝血系统的过筛试验在血样中加入特殊物质（如白陶土）以激活内源性凝血系统并测定的血液凝固时间。APTT 正常值：25～37s。APTT 延长提示内源性凝血系统中凝血因子的活性均低于正常水平的 25%；APTT 缩短见于严重肝损伤所致弥散性血管内凝血（DIC）的高凝期。

3. 凝血酶时间（TT） TT 为测定受检血浆中加入标准化凝血酶溶液后，凝血因子 Ⅰ 转化成纤维蛋白的时间。TT 正常值：12～20s。严重肝细胞损伤致凝血因子 Ⅰ 严重减少（<75mg/dl）时，TT 延长。

（三）脂质和脂蛋白监测

血浆中脂质包括游离胆固醇、磷脂、胆固醇酯、游离脂肪酸和三酰甘油等。肝细胞损伤和发生胆道疾病时必然影响到脂质代谢的正常进行，监测血清脂质和脂蛋白的变化可反映肝胆系统的功能状况。

（四）血清胆碱酯酶监测

胆碱酯酶（cholinesterase，ChE）分为两种：一种为乙酰胆碱酯酶，存在于中枢神经灰质、交感神经节、运动终板、红细胞等处，主要作用于乙酰胆碱；另一种为假性胆碱酯酶，存在于肝、胰、子宫、中枢神经白质等处，是血清中固有的酶，在肝功能中指的是假性胆碱酯酶。用胆碱干试剂法测得的 ChE 参考值为 30～80U。ChE 由肝脏生成后分泌入血，反映肝实质合成蛋白质的能力，与血清 Alb 的减低大致平行，但能更敏感地反映病情的变化。随着病情好转，ChE 迅速上升，而 Alb 恢复较慢。在营养不良、感染、贫血性疾病、有机磷中毒时 ChE 也会下降，需注意鉴别。

（五）血氨监测

生理情况下体内氨主要在肝内经鸟氨酸循环合成尿素，再由小便排出体外。血氨正常值随测定方法而异：纳氏试剂显色法的参考值为 6～35μmol/L，酚次氨盐酸法的参考值为 27～81.6μmol/L。血氨＞118μmol/L 者常伴有不同程度的意识障碍，意识障碍的程度与血氨浓度成正比，提示氨中毒为此类肝昏迷的主要原因，又称为"氨性肝昏迷"。暴发性肝坏死患者尽管肝脏清除氨的能力衰减，但往往在血氨尚未明显升高时即已陷入深度昏迷，提示此类肝昏迷与血氨浓度无关，又称为"非氨性肝昏迷"，其发病机制可能与神经介质失常及内环境紊乱等相关，因此不能将血氨测定作为判断此类肝昏迷的主要依据。

三、肝脏排泄功能监测

肝细胞每天分泌 600～1000ml 的胆汁，主要成分为胆色素和胆汁酸。临床主要通过监测血清胆红素与胆汁酸水平及色素廓清试验来反映肝脏的排泄功能。

（一）血清胆红素测定

胆红素是血液中衰老的红细胞在肝、脾及骨髓的单核吞噬细胞系统中分解和破坏的产物。血清胆红素水平取决于胆红素生成和清除两种因素，正常肝脏处理胆红素的储备能力很强，每天能处理胆红素达 1500mg。因此，血清胆红素的测定并不是肝功能敏感试验，某些肝外因素（如剧烈运动、饮酒、妊娠、口服避孕药和苯巴比妥等）也可影响血清胆红素的测定结果。胆红素测定的临床意义如下。

1. 判断有无黄疸、黄疸程度 当总胆红素（TBil）＞17.1μmol/L 且＜34.2μmol/L 时，为隐性黄疸或亚临床黄疸；TBil 为 34.2～171μmol/L 时为轻度黄疸，为 171～342μmol/L 时为中度黄疸，＞342μmol/L 时为重度黄疸。

2. 根据黄疸程度推断黄疸病因 溶血性黄疸通常 TBil＜85.5μmol/L，肝细胞性黄疸为 17.1～171μmol/L，不完全性梗阻性黄疸为 171～265μmol/L，完全性梗阻性黄疸通常为＞342μmol/L。

3. 根据 TBil、直接胆红素（DBil）与间接胆红素（IBil）升高程度判断黄疸类型 若 TBil 增高伴 IBil 明显增高，提示为溶血性黄疸；TBil 增高伴 DBil 明显升高，提示为胆汁淤积性黄疸；TBil、DBil、IBil 均增高，提示为肝细胞性黄疸。根据 DBil/TBil 值，可协助鉴别黄疸类型，如 DBil/TBil＜20%提示为溶血性黄疸，DBil/TBil 为 20%～50%常为肝细胞性黄疸，DBil/TBil＞50%为胆汁淤积性黄疸。

（二）胆汁酸测定

胆汁酸（bile acid，BA）为由肝排泄的主要有机阴离子经胆固醇在肝细胞微粒体上经多个酶的作用转化而成。肝脏每天经胆道排泌 BA 约 30g，其中约 95%的 BA 在回肠末端被重吸收，经门静脉输送到肝脏，肝细胞能摄取门静脉血中 90%～95%的 BA，再分泌到胆汁。BA 在周围血中的浓度很低，肝损害时功能性肝细胞减少或存在门体循环短路，导致肝脏摄取 BA 减少和周围血中 BA 水平升高，故测定血清 BA 含量可反映肝功能状况。

（三）吲哚氰绿测定

吲哚氰绿（indocyanine green，ICG）是一种外源性无毒的水溶性阴离子复合物，经静脉注射后迅速与血浆蛋白结合，随血流进入肝脏并被肝细胞迅速摄取，通过三磷酸腺苷（ATP）依赖传输系统，不代谢，不经肝脏内再循环，经胆汁排至肠道而排出体外。正常状态下，5min 左右 97% 的 ICG 经肝脏清除。由于 ICG 的吸收与清除按照一级动力模式进行，通过肝血流摄取及胆汁排泄途径，肝细胞的数量与功能及肝血流量（70% 来自门静脉，25%～30% 来自肝动脉）均可直接影响 ICG 的吸收与排泄，因此理论上讲 ICG 是评估肝功能最好的一项直接指标。

第五节　肾功能监测

肾脏是重要的生命器官，主要功能是生成尿液，以维持体内水、电解质、蛋白质和酸碱等代谢平衡，同时兼有内分泌的功能。由于肾脏有强大的储备力，早期和轻度的肾实质损害通常不容易被查出；同时，在很多情况下，危重患者肾脏功能的损伤是可逆的和可预防的，动态地监测和评估肾功能各项指标能更早地发现问题，指导临床的治疗。

一、肾小球功能监测

（一）肾小球滤过率

肾小球滤过率（glomerular filtration rate，GFR）指单位时间内经肾小球滤出的血浆液流量，是反映肾小球滤过功能的最客观指标，被公认为目前最好的健康及疾病状态下肾脏功能的评价指标。由于 GFR 难以直接测得，临床上常通过测定各种物质的血浆清除率来计算 GFR 或通过测定血清中某些物质的浓度间接反映肾小球的滤过功能。正常成人每分钟流经肾脏的血液量为 1200～1400ml，其中血浆量为 600～800ml，有 20% 的血浆经肾小球滤过，产生的滤过液为 120～160ml/min，即肾小球滤过率。

（二）血清肌酐

肌酐由机体肌肉代谢产生，每天肌酐的生成量相当恒定，血中肌酐主要由肾小球滤过排出体外，肾小管基本不重吸收且排泌量较少，因此在外源性肌酐摄入量稳定的情况下，其在血液中的浓度取决于肾小球的滤过能力，当肾实质损害时，GFR 降低到临界点后，血中肌酐浓度就会明显升高，故血肌酐浓度可作为 GFR 受损的指标。因此，临床中血清肌酐（serum creatinine，SCr）主要用于评估肾小球滤过功能，血清肌酐增高见于急性肾衰竭、慢性肾衰竭。另外，血清肌酐可用于鉴别肾前性少尿和肾实质性少尿。

（三）血尿素氮

血尿素氮（blood urea nitrogen，BUN）是蛋白质代谢的终末产物，尿素主要经肾小球滤过随尿排出，当肾实质受损害时，GFR 降低，致使血尿素氮浓度升高，因此临床上常用 BUN 粗略观察肾小球滤过功能。BUN 升高见于器质性肾功能损害、肾前性少尿、蛋白质分解或摄入过多。另外，血 BUN 可作为肾衰竭透析充分性的指标。

（四）内生肌酐清除率

人体血液中的肌酐可有内生肌酐和外源性肌酐两种，如在严格控制饮食条件和肌肉活动相对稳定的情况下，血清肌酐的生成量和尿的排出量较恒定，因而此时血肌酐主要受内生肌酐的影响，而且肌酐不被肾小管重吸收，排泌量很少，故肾脏在单位时间内把若干毫升血液中的内生肌酐全部清除出去，称为内生肌酐清除率（endogenous creatinine clearance，Ccr）。临床中常用标准 24h 留尿计算法和 4h 留尿改良法等方法计算 Ccr。Ccr 有助于判断肾小球损害程度，评估肾功能，指导肾衰竭的治疗。

肾功能正常时，BUN/SCr 值为（10～15）∶1。若 BUN、SCr 增高出现氮质血症且 BUN/SCr＞15∶1，提示肾前性氮质血症或肾后梗阻的氮质血症；若 BUN、SCr 增高，但 BUN/SCr 仍为（10～15）∶1，提示肾实质疾病引起的氮质血症。同时检测 Ccr 和 SCr 可用来鉴别急性肾衰竭和慢性肾衰竭：慢性肾衰竭时 Ccr 的下降与 SCr 的升高相平行；在急性肾衰竭的早期，Ccr 下降与 SCr 上升不平行，表现为 Ccr 突然下降而 SCr 刚刚开始升高。连续 3 日查 SCr，SCr 上升 44.2～88.4μmol/L 及以上，有助于急性肾衰竭的诊断。

（五）血清胱抑素 C 测定

半胱氨酸蛋白酶抑制蛋白 C 简称胱抑素 C（cystatin C，cysC）。人体内几乎各种有核细胞均可表达 cysC，且每日分泌量较恒定，其可自由透过肾小球滤膜。原尿中的 cysC 在近曲小管几乎全部被上皮细胞摄取、分解，不回到血液中，尿中仅微量排出，因此血清 cysC 水平是反映肾小球滤过功能的一个灵敏且特异的指标。与 SCr、BUN 相比，在判断肾功能早期损伤方面，血清 cysC 水平更为灵敏。

二、肾小管功能监测

（一）β_2-微球蛋白清除试验

β_2-微球蛋白是体内除了成熟红细胞和胎盘滋养细胞外所有细胞的轻链蛋白的组成成分，由于其分子量小且不与血浆蛋白结合，因此可经肾小球滤过至原尿，但是原尿中 99.9%的 β_2-微球蛋白在近端肾小管被重吸收，并在肾小管上皮细胞中分解破坏，仅微量自尿中排出。根据 β_2-微球蛋白的排泄过程，尿 β_2-微球蛋白的升高可非常灵敏地反映近端肾小管重吸收功能的受损，如肾小管-间质性疾病、药物或毒物所致的早期肾小管损伤等情况。

（二）肾小管最大重吸收量

肾小管最大重吸收量常用肾小管葡萄糖最大重吸收量（maximal tubular glucose reabsorption，T_{mG}）表示。正常人血中葡萄糖从肾小球滤过后，在近端小管通过细胞膜上载体蛋白被主动地全部重吸收，所以正常人尿糖为阴性。因为人体载体蛋白数量有限，故对葡萄糖的转运也有一定的限制，当血中葡萄糖的量超过主动转运的上限时，尿中就会出现葡萄糖。正常人的 T_{mG} 为（340±18.2）mg/min。若近端小管重吸收糖的功能减退，则 T_{mG} 将低于正常值，此时即使血糖、糖耐量试验正常，尿糖也为阳性，称作肾性糖尿。因为此方法较为繁琐，临床上不易实行，故多用于实验研究。

（三）肾小管最大排泌量测定

肾小管最大排泌量用肾小管对氨基马尿酸最大排泌量（maximal tubular PAH excretory capacity，T_{mPAH}）表示。血液中的对氨基马尿酸可经肾小球滤过，同时由肾小管排泌。将血中对氨基马尿酸的浓度提高到一定程度，使肾小管对氨基马尿酸的主动排泌达到顶峰，用此时肾脏对对氨基马尿酸的排泄量减去 GFR，即为最大对氨基马尿酸排泌量。T_{mPAH} 正常值：60～90mg/min。因为此方法操作繁琐，现较少用于临床。

（四）尿比重和尿渗透压

尿渗透压（urine osmotic pressure，Uosm）反映尿中溶质分子和离子的颗粒总数，单位为 mOsm/（kg·H_2O）。Uosm 随尿量的多少而有相应的变化，但均应高于血液的渗透压。Uosm 的波动范围为 600～1000mOsm/（kg·H_2O），平均值为 800mOsm/（kg·H_2O）。Uosm 与血浆渗透压（plasma osmotic pressure，Posm）的比值被称为浓缩指数，浓缩指数的参考范围为（3～4.5）:1。尿比重只反映尿液中溶质的质量与密度，而 Uosm 是反映尿液中溶质浓度的精确指标，不易受尿液中蛋白质、葡萄糖等大分子物质的影响，可以比较客观地反映肾脏的稀释和浓缩功能。

三、尿蛋白测定

正常人每日自尿中排出 40～80mg 蛋白，上限不超过 150mg，其中主要为白蛋白，其次为糖蛋白和糖肽。这些蛋白 60% 左右来源于血浆，其余来源于肾、泌尿道、前列腺的分泌物和组织分解产物，包括尿酶、激素、抗体及其降解物等。衡量尿蛋白指标的高低需要做 24h 尿蛋白定量检测，结果出现减号（-）表示呈阴性，是正常情况；出现加号（+）表示呈阳性，加号越多，说明尿蛋白含量越高。患者尿蛋白升高，最主要的原因仍考虑是肾脏疾病的发生，同时尿蛋白还是评价患者是否存在慢性肾脏疾病的重要指标。另外，尿蛋白也可见于一些生理性情况，如体位性蛋白尿、运动性蛋白尿、发热、情绪激动、过冷过热的气候等。

四、血尿酸测定

尿酸是核蛋白和核酸中嘌呤的代谢产物，既可来自体内，也可来自食物中嘌呤的分解代谢。尿酸在肝脏内生成，主要通过肾脏排泄。尿酸可自由透过肾小球，但原尿中 90%的尿酸会经肾小管重吸收回到血液，因此血尿酸的浓度同时受到肾小球滤过功能和肾小管重吸收功能的影响。血尿酸升高可见于肾小球滤过功能损伤，且有时血尿酸可反映早期肾小球的滤过功能，较血清肌酐和血尿素氮更为灵敏；血尿酸升高同样见于痛风、血液疾病、恶性肿瘤等情况。血尿酸降低可见于各种原因引起的肾小管重吸收功能损害的疾病或肝功能严重受损致尿酸生成减少的疾病。

第六节　胃肠道功能监测

胃肠道除消化、吸收功能外，兼具内分泌、免疫和屏障等功能，对维持机体内环境稳定起关键作用。结直肠外科患者常常出现营养摄入不足，或合并血流动力学不稳定，以及肠道缺血-再灌注损伤，导致胃肠动力及分泌功能紊乱，免疫细胞凋亡，肠屏障完整性破坏，通透性增加，引发肠腔内大量细菌滋生及产生毒性产物，促发全身炎症反应，导致多器官功能障碍甚至死亡。及时有效地评估患者的胃肠道功能，对其进行早期干预，可有效减少并发症发生，改善预后。

一、胃肠动力障碍的监测

胃肠动力是指胃肠壁肌肉有序、自主地收缩，推动食物沿肠腔前进的过程。胃肠动力障碍主要是指各种病因引起胃肠道平滑肌细胞运动功能发生障碍的病理过程。胃肠动力障碍可见于胃肠动力性疾病，如碱性反流性胃炎、肠易激综合征等，亦可见于危重症疾病如重症急性胰腺炎及术后炎性肠梗阻等。胃肠动力障碍的临床监测方法较多，包括超声诊断、放射学、核素显像、磁共振、胃肠电图、生物电阻抗、胶囊内镜、腔内测压等。

（一）肠鸣音监测

肠鸣音是肠运动状态的客观反映，是临床检测胃肠蠕动的重要生理信号之一。肠鸣音听诊无创伤、操作简便且不影响受试者生理状况，是科研和临床上常用的监测方法。但是临床上主要靠主观听诊来判断肠鸣音性质，其准确性并不稳定。近年来，随着现代数字信号处理技术的飞跃发展，以及计算机数据处理能力的不断提高，人们对数字化肠鸣音的研究不断深入。数字化肠鸣音检测分析方法能够实时、准确、量化、客观、连续监测并记录，同时能够明确判断不同肠鸣音信号与患者胃肠功能状况的关系，以克服肠鸣音听诊的主观性，实现量化、快捷的肠鸣音听诊。目前这种方法还处于研究阶段，临床应用和推广还有待进一步研究。

（二）超声检查

超声检查是一项无创的胃肠动力检查方法，通过获取胃指定部位的图像，可检测胃形态、体积变化，依据一定计算方法确定胃排空速率。目前胃排空的检测方法有全胃体积法、胃窦体积法和胃窦单切面积法，其中胃窦单切面积法更为简便易行，可分别测定并计算空腹和充盈后即刻胃窦切面面积、胃窦收缩幅度、胃窦收缩频率、胃窦运动指数及胃排空时间，同时可描绘胃排空-时间曲线，计算出胃半排空时间。彩色多普勒能将胃肠壁运动和腔内容物流动结合起来观察，胃壁的收缩和胃排空、肠壁运动可以产生不同波幅和时限的多普勒信号，因此可以区分蠕动性和非蠕动性收缩，能得到定性和定量分析。多普勒频谱曲线可以判定胃肠内容物流动方向，也可以通过红蓝色彩的转换观察流动方向。超声的优势在于无创、经济，可在床旁进行，但其应用也受到一些限制，如胃内气体的存在会影响声束传播、干扰成像结果；在操作技术上还存在不少困难，技术要求高，需要有经验、技术熟练、精细的操作人员；患者需要禁食 6～8h，耗时过长；肥胖患者由于评估图像时的技术困难而不适用等。

（三）放射性核素显像

目前放射性核素显像被认为是测定胃肠排空的金标准，其原理是将放射性核素标记的药物与普通的食物混匀，因放射性核素在胃内的运动过程与食物运动过程一致，用 γ 照相机在检查区域进行连续照相，根据胃内食物放射性核素的量来评价胃肠动力，可获得胃的动态功能图像，经计算机处理获得胃的时间-放射性曲线，并计算出胃半排空时间及不同时间的胃排空率。这一检查方法具有符合人体生理状况、简便、无创伤、可重复、可精确定位等优点，对胃肠动力研究具有重要的临床价值。然而，其测量时间过长，影响患者的治疗护理；检查设备要求高，无法移动至床旁，试验餐成分无标准；患者要接受小剂量的射线照射，而且价格高昂等因素在一定程度上限制了其临床应用的范围。

（四）胶囊内镜检查

胶囊内镜是集图像处理、信息通讯、光电工程、生物医学等多学科技术为一体的微机电系统高科技产品，主要由智能胶囊、图像记录仪、计算机及图像分析软件三个部分组成。胶囊内镜检查可在无创、肠正常蠕动的情况下记录胃肠转运时间，从而取得直接的图像数据。其工作原理为：患者将智能胶囊随水吞下后，胶囊即随着胃肠平滑肌的运动沿着胃、十二指肠、空肠与回肠、结肠、直肠的方向运行，同时对经过的消化道进行连续摄像，以数字信号向患者体外携带的图像记录仪传输图像并进行存储记录。胶囊内镜可定时测量胃肠道压力、pH 和温度变化，从而较准确地测算胃排空、肠转运时间，与作为金标准的核素显像检查有较高的一致性。但是该检查费用较为高昂，目前只用于无消化道梗阻、难以耐受有创性检查的患者。

（五）胃肠测压法

胃肠道内的压力是评价胃肠动力的一个重要参数。胃肠测压法是通过压力传感器将胃肠内压力变化的机械信号转变为电信号，经过多导的生理记录仪记录下来的一种技术。目前临床上常用的测压方法有两种：测压导管体外传感器法和腔内微型压力传感器法。测压导管主要有灌注式、袖套式和固态式导管。胃肠内测压法获得的胃肠动力学结果可靠，但属于侵入性检查，测压记录时间长，分析较复杂，且被测者始终处于非自然状态，痛苦大、配合度差，用于危重患者监测难度较大。

（六）其他监测方法

不透 X 线标志物法、磁共振成像、胃电图、生物电阻抗法、药代动力学间接监测法、氢气呼气试验等。

二、生物标志物

（一）尿乳果糖/甘露醇

正常情况下，口服乳果糖和甘露醇后，两者均会以原型的形式从尿液中等量排出。当肠上皮细胞间紧密连接遭到破坏后，乳果糖吸收排泄量就会显著增多，致使尿液中乳果糖/甘露醇（lactulose/mannitol，L/M）升高。L/M 检测方法便捷，具有较高的灵敏度和特异度，已广泛用于评估癌症患者化疗后、炎症性肠病及肝病患者肠屏障通透性的变化，目前此法不能用于禁食患者。

（二）肠脂肪酸结合蛋白

肠脂肪酸结合蛋白（I-FABP）是一种分子量 15kDa 的可溶性蛋白，仅在胃肠道上皮中表达，参与长链脂肪酸摄取、转运及代谢。在正常情况下血液中并不能检测到 I-FABP，当胃肠道黏膜损伤时便会释放到血液循环中，并通过尿液清除，使得血液和尿液中 I-FABP 水平增高而被检测出。当血浆中 I-FABP 浓度较高时需警惕小肠黏膜上皮细胞可能遭到破坏。I-FABP 在肠黏膜上皮细胞损伤早期（15min）即可升高，可作为肠黏膜缺血损伤的早期反映指标。

（三）瓜氨酸

瓜氨酸（citrulline，Cit）是一种非必需氨基酸，主要由近端肠上皮细胞合成，进入循环后不被肝脏摄取，在肾近曲小管中转化为精氨酸排出体外。Cit 作为谷氨酰胺和精氨酸的中间产物，与尿素循环密切相关，能客观反映小肠黏膜上皮细胞的数目变化。脓毒症可致大量肠上皮细胞缺氧坏死，线粒体功能失代偿，阻碍 Cit 合成。慢性肾衰竭（肾小球滤过率<60ml/min）患者 Cit 清除减少，即使肠细胞功能和数量均严重下降，血浆 Cit 浓度仍反常升高。因此，血浆 Cit 浓度由肠上皮具有吸收功能的细胞数量和肾脏清除功能共同决定。血浆 Cit 正常值为 20～40μmol/L，可用于短肠综合征、炎症性肠病、放化疗后肠损伤和早期肠移植急性排异反应的肠功能监测。但是，目前对于 Cit 能否准确反映患者肠吸收功能尚有争议。

（四）D-乳酸

人体内的乳酸存在 L-乳酸和 D-乳酸两种形式，其中 L-乳酸含量占 90% 以上，是临床评估全身组织灌注的常用指标。D-乳酸是胃肠道固有菌酵解产物，因为体内无快速将其代谢的相关酶系统，所以不能或仅能缓慢代谢 D-乳酸。正常情况下 D-乳酸难以通过肠屏障。当肠灌注不足时，肠腔内细菌过度繁殖，产生大量 D-乳酸，可以通过破坏的肠屏障入血。血浆中 D-乳酸的蓄积可能反映肠黏膜损伤的程度，其升高主要发生在疾病的早期，可作为早期肠屏障功能损伤、肠通透性增加的预警指标，也可作为新的血浆标志物应用于急性肠黏膜损害的早期诊断，以便进行早期的治疗干预，提高存活率。有学者指出血浆中 D-乳酸浓度与急性肠缺血严重程度相关，其诊断特异度和灵敏度分别为 85.9% 和 66.7%。

三、评分系统

（一）胃肠功能障碍评分

2008 年 Annika Reintam 等根据胃肠道症状及腹内压进行胃肠功能评分并分级，制定了胃肠功能障碍评分（GIF 评分）标准，该标准具体为：0 分，胃肠功能正常；1 分，腹部手术后 3 日不能喂养或肠内营养低于计算需求的 50%；2 分，食物不耐受（由于胃潴留多、呕吐、肠胀气或严重腹泻，不能进行肠内营养）或腹腔内高压；3 分，食物不耐受和腹腔内高压；4 分，腹腔间隔室综合征。虽然有不少国内学者的临床研究表明 GIF 评分与患者死亡率相关，但其诊断标准仍有一定的局限性。其中涉及的指标主观性太强，同时腹腔内高压虽为定量指标，但混杂因素多，无法特异性反映胃肠功能损伤状况。

（二）急性胃肠道损伤分级

2012 年欧洲重症监护医学协会提出了急性胃肠道损伤（AGI）的定义，以改善预防和治疗措施。AGI 是指危重患者因急性疾病导致胃肠道功能异常，分为原发性与继发性。原发性 AGI 是指胃肠道原发病为胃肠道疾病或直接损伤胃肠道导致的 AGI；继发性 AGI 是除胃肠外的其他组织器官病变或损伤导致的，属于二次打击。AGI 的等级分为 Ⅰ~Ⅳ 级，具体如下：AGI Ⅰ级，一种自限性疾病，有发生胃肠功能障碍或衰竭的危险因素，可能会出现胃肠功能障碍或衰竭；AGI Ⅱ级，胃肠功能障碍，需要干预以恢复胃肠道功能；AGI Ⅲ级，胃肠功能衰竭，即使干预治疗后仍然无法恢复胃肠道功能，而且全身情况没有得到改善；AGI Ⅳ级，胃肠功能衰竭伴远隔脏器功能衰竭、多器官功能障碍综合征（MODS）和休克进行性恶化，AGI 逐渐进展为直接危及生命的因素。

胃肠功能障碍是较为常见的器官功能障碍，与不良预后息息相关。虽然目前胃肠功能障碍在发病机制、临床诊治方面的研究有所进展，相继出现的评分系统在一定程度上量化了临床评估价值，但由于主观性太强且缺乏统一标准，其在临床上应用尚不全面，客观指标现也处于基础研究阶段。此外，其特异性和敏感性尚不明确，应根据患者的临床表现及体征，同时联合多个评分系统或生物标志物，以提高胃肠功能损伤诊断及胃肠功能评估的准确性，实现患者快速康复的目标。

参 考 文 献

陈薇薇，陈尔真，2016. 重症病人胃肠功能评估的研究进展[J]. 外科理论与实践，21（2）：177-180.

福岛亮治，2019. 加速外科康复[M]. 朱毅，纪美芳，梁廷营，译. 北京：北京科学技术出版社.

黄硕，王湘英，2011. 胃肠动力障碍的检测方法及应用[J]. 中外医学研究，9（30）：158-160.

江志伟，2018. 加速康复外科学[M]. 北京：人民卫生出版社.

李妙芬，2020. 危重症患者胃肠功能评估的研究进展[J]. 智慧健康，6（10）：72-74.

梁廷波，2018. 加速康复外科理论与实践[M]. 北京：人民卫生出版社.

王迪芬，2012. 重症医学与重症监测学[M]. 贵阳：贵州科技出版社.

王为民，战明侨，2013. 重症监护技术[M]. 济南：山东大学出版社.

王艳，王建荣，2013. 危重病人胃肠动力障碍及检测方法现状[J]. 解放军医学院学报，（12）：1281-1285.

Francis N F，Kennedy R H，Ljungqvist O，et al，2019. 结直肠加速康复外科手册[M]. 郗洪庆，乔治，卫勃，译. 长沙：中南大学出版社.

第四章 加速康复外科在结直肠围术期运行中的营养管理

第一节 加速康复外科围术期营养评估的意义

一、营养相关知识概述

营养支持与抗菌药物应用、重症监护、器官移植、体外循环一并被认为是 21 世纪医学最伟大的成就。系统的营养评估可以客观反映患者的营养状况，区分营养不良的类型和原因，对患者发生并发症的危险性进行预测，为临床营养支持提供依据，评价营养治疗的效果。

营养不良包括营养不足和营养过剩两个方面。营养不足是由营养物质摄入不足或营养代谢受损导致的营养状态紊乱，主要表现为进行性消瘦、体重减轻或水肿、低蛋白血症，严重时可导致多器官功能受损。营养过剩是由于机体营养素与能量摄入量超过正常生长发育及代谢需求的一种营养不良状态，过多的能量以脂肪的形式储存在皮下组织、内脏器官及腹部网膜上，主要表现为肥胖、高血脂、冠心病等。

营养风险指现存的或潜在的与营养因素相关的导致患者出现不利临床结局的风险。

二、围术期营养评估的意义

（一）了解患者的整体营养状况

影响患者营养状况的因素主要有身体因素、心理因素和社会因素，通过对患者进行体格检查、人体测量，以及心理状况、饮食习惯及营养知识的检测，联合实验室生化指标和免疫功能测定，可以较全面地掌握患者现存或潜在的营养问题，为临床提供数据。

（二）提供干预依据，评估营养治疗效果

围术期患者活动量减少，疾病和药物可能会影响患者对营养物质的摄取、消化、吸收和代谢，食欲也会有所改变，导致营养不良。患者术后机体高分解代谢及免疫紊乱，会直接加重营养不良和代谢并发症。因此，及时、动态的营养评估，能指导患者合理补充营养素，满足机体代谢需求，对患者并发症的危险性进行预测。患者的营养状态会影响其免疫器官功能，从而影响患者的手术耐受性。全面的营养评估还可以推测患者的手术耐受程度，为手术方式的选择提供参考依据。

（三）促进加速康复

外科手术创伤引起的应激反应，表现为机体释放出应激激素如皮质醇、儿茶酚胺、胰高血糖素等，这些激素有分解机体能量储备的作用，是胰岛素拮抗激素，会导致胰岛素作用下降，敏感性降低，出现胰岛素抵抗现象，造成机体血糖升高，影响术后伤口愈合及营养物质的代谢。加速康复外科提出术前口服流质碳水化合物进行代谢准备，可刺激机体释放胰岛素，从而拮抗术后应激激素，减轻胰岛素抵抗，使血糖维持在正常范围；术后早期饮水进食，可减少患者口干舌燥感、饥饿感及头痛、焦虑症状，同时润养胃肠黏膜，加速胃肠蠕动，促进机体器官功能恢复。营养支持正在向营养治疗方向发展，不适当的营养治疗非但不能达到治疗的目的，反而会引起更多的代谢紊乱。营养不良会引起患者生理和病理的改变，是外科手术中一个常见的应激源，是增加术后并发症的独立危险因素，影响患者的康复进程。研究显示，营养不良所致的低蛋白血症和贫血，会影响手术伤口的愈合，增加并发症，延长住院时间。及时、全面的营养评估可以指导提出合理有效的营养支持干预措施，结合营养管理流程，可以提高患者整体营养水平，有效改善患者的营养状态，预防手术并发症，节省住院费用，缩短住院时间，进而改善临床结局和生活质量，达到快速康复的目的。

第二节　加速康复外科围术期营养评估推荐工具

营养评估的指标很多，但任何单一指标都不能全面整体地反映人体的营养状况，目前国际上也暂无金标准。通过归纳各方面结果，汇总后分析找出简便有效的评估工具用于临床工作并进行推广，可筛查出现存或潜在的营养不良风险患者，进行有效干预，加速康复。常用的营养评估工具主要有以下四种。

一、营养筛查量表

（一）营养风险筛查 2002 评估表

营养风险筛查 2002（nutrition risk screening 2002，NRS 2002）评估表采用循证医学方法，通过疾病、营养和年龄三个方面，简单有效地预测营养风险，特点是简便、无创、易沟通、可操作性强。但因卧床患者不能测量体重，腹水及水肿患者测量体重有误差，有局限性。适用年龄：18～90 岁。

单选项目中，如果存在同时符合几个项目，则以最高分值记录。腹部各种微创手术及大手术患者，疾病评分均为 2 分（图 4-1）。

（二）营养不良通用筛查工具

营养不良通用筛查工具（MUST）通过体重指数、体重变化和疾病三个方面评估患者营养风险。量表对后续复评有较周详的计划安排，适用于社区、门诊筛查和住院患者营养评估（图 4-2）。

一、患者资料

姓名		住院号	
性别		病区	
年龄		床号	
身高（m）		体重（kg）	
体重指数（BMI）		蛋白质（g/L）	
临床诊断			

二、疾病状态

疾病状态	分数	若"是"请打钩
●骨盆骨折或者慢性病患者合并有以下疾病：肝硬化、慢性阻塞性肺疾病、长期血液透析、糖尿病、肿瘤	1	
●腹部重大手术、脑卒中、重症肺炎、血液系统肿瘤	2	
●颅脑损伤、骨髓抑制、加护病患（APACHE＞10分）	3	
合计		

三、营养状态

营养状况指标（单选）	分数	若"是"请打钩
●正常营养状态	0	
●3个月内体重减轻＞5%或最近1周进食量（与需要量相比）减少20%~50%	1	
●2个月内体重减轻＞5%或BMI为18.5~20.5kg/m²或最近1周进食量（与需要量相比）减少50%~75%	2	
●1个月内体重减轻＞5%（或3个月内减轻＞15%）或BMI＜18.5kg/m²（或血清白蛋白＜35g/L）或最近1周进食量（与需要量相比）减少70%~100%	3	
合计		

四、年龄

年龄≥70岁加算1分	1	

五、营养风险筛查评估结果

营养风险筛查总分	
处理	
□总分≥3.0：患者有营养不良的风险，需营养支持治疗	
□总分＜3.0：若患者将接受重大手术，则每周重新评估其营养状况	
执行者：　　　　　　　　　　时间：	

图 4-1　NRS 2002 评估表

评估步骤及计分方式

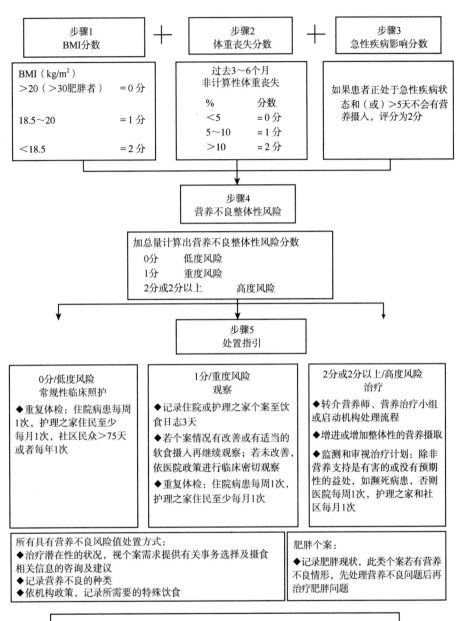

图 4-2　营养不良通用筛查工具

二、营养评估量表

（一）微型营养评估量表

微型营养评估（MNA）量表通过饮食、人体测量、活动能力、主观评定四个方面，不必进行生化检查，可简单快捷地评估患者营养状况，评估者经专业培训后可广泛应用于临床。但因该量表沿用于欧洲国家，同国人饮食习惯存在差异（图4-3）。

营养筛检	分数
1. 既往3个月内是否由于食欲下降、消化问题、咀嚼或吞咽困难而摄食减少? 　　0=食欲完全丧失 　　1=食欲中度下降 　　2=食欲正常	
2. 近3个月内体重下降情况 　　0=大于3kg 　　0=1～3kg 　　2=无体重下降 　　3=不知道	
3. 活动能力 　　0=需卧床或长期坐着 　　1=能不依赖床或椅子，但不能外出 　　2=能独立外出	
4. 既往3个月内有无重大心理变化或急性疾病? 　　0=有 　　1=无	
5. 神经心理问题 　　0=严重智力减退或抑郁 　　1=轻度智力减退 　　2=无问题	
6. BMI（kg/m²）：体重（kg）/身高（m²） 　　0=小于19 　　1=19～21（不含） 　　2=21～23（不含） 　　3=大于或等于23	
筛检分数（小计满分14）：＞12表示正常（无营养不良危险性），不需以下评价 　　　　　　　　　　　　　＜11提示可能营养不良，请继续以下评价	
一般评估	分数
7. 独立生活（无护理或不住院）? 　　0=否 　　1=是	
8. 每日应用处方药超过三种? 　　0=是 　　1=否	
9. 褥疮或皮肤溃疡? 　　0=是 　　1=否	
10. 每日可以吃几餐完整的餐食? 　　0=1餐 　　1=2餐 　　2=3餐	

图4-3 微型营养评估记录表

（二）主观综合性营养评估

主观综合性营养评估（SGA）适用于综合医院住院患者，是通过询问病史与一些临床检查来进行的一种营养评定方法。通过了解体重改变与进食改变、消化功能改变，主观评判了解疾病应激情况、肌肉消耗情况、脂肪消耗情况及活动能力情况等，不必进行生化检查，也不做身高测量和体重测量。依靠病史和问卷结果来评估患者的营养状况，无创，所以可反复进行，但是主要依靠患者的主观感受，准确性有待加强（图4-4）。

工作表-1　体重丢失的评分

评分使用1个月内体重数据，若无此数据则使用6个月内体重数据，使用以下分数积分，若过去2周内有体重丢失，则额外增加1分

1个月内体重丢失	分数	6个月内体重丢失
10%或更大	4	20%或更大
5%~9.9%	3	10%~19.9%
3%~4.9%	2	6%~9.9%
2%~2.9%	1	2%~5.9%
0~1.9%	0	0~1.9%

评分（Box1）

工作表-2　疾病和年龄的评分标准

分类	分数
癌症	1
艾滋病（AIDS）	1
肺性或心脏恶病质	1
褥疮、开放性伤口或瘘	1
创伤	1
年龄≥65岁	1

评分（Box5）

工作表-3　代谢应激状态的评分

应激状态	无（0）	轻度（1）	中度（2）	高度（3）
发热	无	37.2~38.3℃	38.3~38.8℃	≥38.8℃
发热持续时间	无	<72h	72h	>72h

图4-4　患者提供的主观综合性营养评估（PG-SGA）表

①体重变化，考虑过去6个月或近2周的，若过去5个月变化显著，但近1个月无体重丢失或增加，或近2周经治疗后体重稳定，则体重丢失一项不予考虑。②胃肠道症状至少持续2周，偶尔一两次不予考虑腹泻，属中度应激，长期低热或恶性肿瘤属低度应激。③评价结果中，有5项及以上可认定为中度或重度营养不良

第三节　加速康复外科围术期营养评估的内涵与实施

一、内　　涵

营养评估的指标很多，有主观的也有客观的，每位患者又具有个体差异性，因此要对患者进行个体化动态评估，才能及时准确地反映患者的营养状况，进行干预和管理。营养专科护士要掌握营养评估的内容、方法并进行记录。

二、实　　施

（一）组建团队

加速康复外科营养管理团队通过多学科合作模式，由营养专科护士、主治医生、责任护士、营养师、患者及家属组成。专业严谨的团队可以及时动态地评估患者的营养状况，为患者制订有效可行的营养方案，实施干预措施，纠正患者的营养问题。

（二）人员分工

营养专科护士是整个营养团队的关键成员和主要负责人，经过系统的营养专科知识培训，在营养领域具有广泛的经验、先进的专业知识和高超的临床业务能力，并能向患者提供高质量的护理服务。营养专科护士可为患者提供全面的饮食护理，制定系统的营养护理持续管理方法，使患者的营养状况得到明显改善；主治医生负责营养支持治疗的医嘱，责任护士评估患者的营养状况并记录；营养师根据患者的具体情况制订干预方案；营养专科护士联合责任护士遵医嘱实施营养支持方案并反馈结果；患者及家属积极配合团队接受治疗和学习相关健康教育知识。

（三）开展培训

营养筛查及评估量表中的评价指标很多，分为人体测量、实验室检查、主观评定、疾病因素和人体成分分析等。为了准确评估营养状况，需要掌握各指标的测量方法及临床意义。

1. 体重　3个月内体重有无减轻是一个重要指标，体重减轻低于5%为轻度减轻，高于10%为重度减轻。体重变化（%）=（平时体重-现在体重）/平时体重×100%。

2. 体重指数（BMI）　BMI=体重（kg）/身高^2（m）^{2}，是目前常用衡量人体胖瘦程度及营养状况的标准。成人BMI的正常范围为18.5～23.9kg/m^2。<18.5kg/m^{2}属于低体重，24.0～27.9kg/m^{2}属于超重，>28.0kg/m^{2}属于肥胖。

3. 上臂围　指肩峰至尺骨鹰嘴连线中点的臂围长，是评价总体蛋白质储存的较可靠的指标。成人的标准值是男性24.8cm，女性21.0cm，测定值大于标准值的90%为正常。

4. 三头肌皮褶厚度　可推算体脂总量，与全身脂肪含量有关。被测者上臂自然下垂，肩峰至尺骨鹰嘴的中点上方约1cm作为测量部位，使用皮褶计量尺测量。成人标准值是男性12.5mm，女性16.5mm，测量值大于标准值的120%为肥胖，标准值的90%～110%为正常，80%～90%为轻度营养不良，60%～80%为中度营养不良，小于60%为重度营养不良。

5. 血清白蛋白（ALB）　由肝脏合成，是人体含量最丰富的蛋白质，反映机体蛋白质营养状况，但是半衰期较长（20天），不能迅速反映急性期营养情况。成人的正常范围为40～55g/L。

6. 前白蛋白（PA）　由肝脏合成，是血清中的一种反应蛋白，半衰期短，只有1.9天，能迅速反映营养摄入代谢平衡状态，是早期诊断的指标。成人的标准值为280～360g/L。

7. 主观评定　如进食量和次数、是否卧床、生活自理能力、是否有精神心理疾病、年龄、睡眠情况等。

8. 疾病因素　慢性消耗性疾病会影响机体对热量的需求量，伤口愈合和感染时对蛋白质的需求量增加，口腔手术、颅脑损伤等疾病不能经口进食影响食物的摄入吸收等，都会改变营养风险。

9. 人体成分分析（生物电阻抗法）　根据体内不同组织对X线的吸收程度分析机体各成分组成。可以评估患者肥胖程度、蛋白质和脂肪含量、总含水量及水分布，能准确反映营养状况。

（四）围术期实施

1. 营养的健康教育

（1）入院（首次）：针对有营养风险的患者初步制订营养治疗的方案。

（2）术前（再次）：患者在术前 6h 禁食固体食物，防止食物在胃内未消化排空导致反流、误吸。术前 2h 禁饮，之前可口服流质碳水化合物，或静脉滴注 20% 以上的葡糖胺，以 5mg/（kg·min）速度输注。

（3）术后（强化）：患者术后尽早经口进食进水。术后胃肠功能未恢复之前咀嚼口香糖和少量饮水，咀嚼口香糖可利用假饲效应促进肠蠕动，少量饮水可通过对口腔的刺激，引起机体的神经体液反应，增加胃肠动力，两者共同作用促进胃肠功能早日恢复。胃肠功能恢复后，可口服开胃流质 200ml 和高蛋白营养液 250ml，能满足机体手术日 60% 的营养需求量，滋养肠道黏膜，维持肠道正常功能，防止菌群失调和移位。术后以清淡、高热量、高蛋白、高纤维素、易消化饮食为主，如牛奶、鸡肉、鸡蛋、猪瘦肉、鱼类、豆制品、新鲜蔬菜水果等，少食多餐，忌辛辣刺激性食物，禁烟酒。从流质饮食循序渐进过渡到半流质饮食、软质饮食，直至普通饮食，注意观察患者有无腹胀、恶心呕吐等胃肠道不适症状。

（4）出院随访（追踪）：通过电话、网络方式开展随访工作，对有营养风险的患者指导营养自我评估方法，加强自我管理，定期复查。

2. 营养的评估

（1）评估的时机：包括患者首次入院时、术后第一天、病情发生变化时、出院当天。根据风险等级及时进行复评。

（2）评估的要点：饮食习惯，包括饮食形态、种类和饮食量。影响进食的因素，包括年龄、活动量、疾病、心情、药物作用等。人体测量，包括身高、体重、体重指数、上臂围及三头肌皮褶厚度。生化检查结果，包括血清白蛋白、前白蛋白、钙、铁等含量。合理选择各评估量表。

（3）评估的反馈：因为各评估量表的评价指标不同，评分结果总分差异很大。NRS 2002 评估表总分值≥3 分时，患者有营养风险，需要营养支持，制订营养治疗计划，3 天后复评；总分值<3 分时，每周复查。营养不良通用筛查工具（MUST），评分为 0 分低度风险时，常规性临床照护，每周复评 1 次；1 分中度风险时，记录饮食日志 3 天，如有改善，饮食摄入继续观察，若未改善，进行每周复评；≥2 分高度风险时，转至营养治疗小组制订饮食计划，提供营养支持，每周复评。微型营养评估量表，评分>24 分表示营养良好；17～24 分表示存在营养不良风险，需要进行临床密切照护，每周复评；<17 分表示营养不良，需要临床营养支持，3 天后复评。主观综合性营养评估量表，B 级表示轻中度营养不良，需要进行营养教育或营养支持；C 级表示中度营养不良，需要制订饮食营养计划，给予营养支持，纠正营养不良。

3. 营养干预　患者有营养风险时，有以下三种方式补充机体所需的营养素。

（1）经口进食：在条件许可情况下首选经口进食补充机体所需营养素。营养素包括蛋白质、脂肪、碳水化合物、维生素、矿物质、水和纤维素。营养物质按形态又分为普通饮食、软质饮食、半流质饮食和流质饮食。

（2）肠内营养：适用于不能经口进食或有进食禁忌者，如意识障碍者、吞咽困难者、胃肠道瘘者。输注途径选择经鼻胃管或鼻十二指肠管、鼻空肠管、经皮内镜胃造口术、空肠造瘘管输注营养物质。临床上常用肠内营养包括氨基酸，如肠内营养粉（维沃）、肠内营养混悬液（百普力），不含膳食纤维，每日 1000~2000ml；蛋白制剂，如整蛋白型肠内营养剂（能全素）、肠内营养乳剂（瑞素）、肠内营养粉剂（安素），每日 1000~2000ml。

（3）肠外营养：适用于胃肠功能障碍患者，如严重腹泻、肠道切除或梗阻。输注途径根据患者静脉条件和凝血状态，选择中心静脉或外周静脉穿刺插管。临床上常用肠外营养包括脂肪乳，如长链甘油三酯、中链甘油三酯、短链甘油三酯；蛋白质，如白蛋白和氨基酸，白蛋白可增加血容量和胶体渗透压；电解质与微量元素，如转化糖电解质注射液（田力）、钠钾镁钙葡萄糖注射液（乐加）。临床上常用的脂肪乳氨基酸（17）葡萄糖（11%）注射液（卡文制剂）、混合脂肪乳、电解质、水溶性和脂溶性维生素、磷制剂，可满足机体需求。

第四节　围术期营养治疗

创伤和外科手术会引发身体成分和应激代谢的一系列反应，包括应激激素及炎症介质的释放，引起主要由细胞因子介导的炎症相关的代谢改变，并在炎症刺激下持续存在，最终导致全身炎症反应综合征（systemic inflammatory response syndrome，SIRS）。糖原、脂肪和蛋白质的正常代谢原本是用以维持外周蛋白组分的（尤其是肌肉中），全身炎症反应综合征导致了这些底物的分解，致使葡萄糖、游离脂肪酸和氨基酸释放入血，从而完成加速愈合及免疫反应的任务。应激后的代谢改变包括能量消耗的增加、组织分解代谢（蛋白质分解）、液体向细胞外转移、急性期蛋白质变化、高血糖等。蛋白质的分解致使肌肉组织减少，短期和长期均会对功能康复造成影响。外科手术所致的生理创伤和代谢改变可致使患者营养状况恶化，如不及时加以纠正，将增加并发症发生率。

欧洲临床营养和代谢学会（European Society for Clinical Nutrition and Metabolism，ESPEN）认为，从代谢和营养的角度而言，围术期治疗的重点应该包括：①将营养整合入患者的整体管理；②避免术前长时间禁食；③术后尽早重新建立经口喂养；④一旦营养风险变得明显，尽早开始实施营养治疗；⑤代谢控制，如调控血糖；⑥减少加重应激相关分解代谢或影响胃肠功能的因素；⑦缩短用于术后呼吸机管理的麻醉药物的使用时间；⑧早期活动以促进蛋白质合成和肌肉功能恢复等。

按照美国肠外肠内营养学会（American Society for Parenteral and Enteral Nutrition，ASPEN）的意见，营养不良被定义为"一种急性、亚急性或慢性的营养状态，存有不同程度的营养过剩或营养不足，伴或不伴炎症活动，会导致身体成分的变化和功能减退"。临床实践中，基于病因的成人营养不良分类包括三类：①饥饿相关的营养不良，如神经性食欲缺乏，往往不伴有炎症反应；②慢性病相关的营养不良，往往存在轻到中度的慢性炎症，如器官衰竭、胰腺癌、类风湿关节炎等；③急性疾病或损伤相关的营养不良，往往伴有较为严重的炎症反应，如烧伤、创伤、颅脑损伤或重大感染等。

研究显示，营养不良是术后并发症的独立预后因素，尤其在大型手术及上消化道手术患者中增加了术后并发症概率。筛查与治疗营养不良是术前评估的重要内容之一，在促进快速康复方面具有重要意义，多个欧美外科营养指南均建议在手术前进行常规的营养筛查，对营养筛查判断出有营养风险的患者进行更充分的营养评定，推荐对筛查和评定判断出有营养风险或已有营养不良的患者进行营养支持干预。ASPEN 提出的相关定义中，营养筛查被定义为"一个判断个体是否已有营养不良或有营养不良风险以决定是否需要进行详细的营养评定的流程"。用以判断成人患者是否存在营养风险的标准如下（满足一条以上即考虑有营养风险）：①6 个月内体重下降≥10%，或 1 个月内下降≥5%（非计划性的）；②6 个月内体重下降或增加 4.5kg 以上；③BMI＜18.5kg/m² 或＞25kg/m²；④合并有慢性病；⑤饮食或饮食习惯改变；⑥营养摄入不足，包括 1 周以上未进食或摄入营养物质。存在营养风险的患者，往往要进行营养支持治疗，此时就需要对其进行营养评定，以确定是否存在营养不良及营养不良程度，从而制订营养支持计划。营养评定被定义为"通过病史、体格检查、营养史、用药史、人体测量学方法、检验检查数据等，诊断营养问题的综合方法"。ASPEN 指出，临床筛查、评定（包括再筛查和再评定）是一个连续的过程，并提供了一个诊疗流程以作参考。ESPEN 建议采用 NRS 2002 对所有住院患者进行营养风险筛查，以检测现有的营养不良或者将来可能出现营养不良的风险，并根据结果决定是否实施营养支持治疗。在 2017 年推出的指南里，ESPEN 在营养不良的诊断标准方面建议参考两个条目：①BMI＜18.5kg/m²；②3 个月内体重下降＞10%或 3 个月内体重下降＞5%且 BMI 减低或低去脂肪体重指数（fat free mass index，FFMI）。其中，BMI 减低指 70 岁以下患者 BMI＜20kg/m²，70 岁以上患者 BMI＜22kg/m²；低 FFMI 指女性＜15kg/m²，男性＜17kg/m²。FFMI 计算公式：FFMI=体重（kg）×（1–体脂率）/身高²（m²）；体脂率=1.2×BMI+0.23×年龄–5.4–10.8×性别（男性为 1，女性为 0）。ESPEN 建议采用以下指标判断患者是否存在重度营养风险：① 6 个月内体重下降 10%～15%或更高；②BMI＜18.5kg/m²；③NRS＞5 分；④血清白蛋白＜30g/L（无肝肾功能不全）。如患者存在上述任何一项或几项，则判断为存在重度营养风险。

有研究表明，既往营养状况良好的患者可以耐受 7 天仅少许或无营养供给。因此，对于无明显营养不良的患者，除非预计患者围术期有较长时间无法进食或者经口摄入，否则暂时不需要实施营养支持治疗。

营养支持治疗是指在饮食摄入不足或不能摄入的情况下，通过肠内或肠外途径进行补充，为患者提供全面、充足的机体所需各种营养素，以达到预防和纠正患者营养不良，增强患者对手术创伤的耐受度，降低并发症概率，加速患者康复的目的。Waitzberg 等的一项研究显示，对于严重营养不良患者，术前 7～10 天开始给予营养支持治疗有显著效果，可降低术后感染及吻合口瘘等风险。合理的营养支持应充分了解机体各种状况下的代谢变化，正确进行营养状况评估，选择合理的营养支持途径，提供合适的营养底物，尽可能避免或减少并发症的发生。

术前营养支持治疗方式首选经口或肠内营养支持治疗，并根据患者个体实际情况制订个体化的方案和目标。

术后建议患者尽快恢复经口进食，可降低感染风险及术后并发症发生率，缩短住院时间。ESPEN 推荐早期经口喂养作为术后患者营养支持的首选方式，指出营养支持治疗可避免大手术后喂养不足的风险。考虑到营养不良和喂养不足是术后并发症的风险因素，早期肠内喂养对于任何有营养风险的手术患者尤为重要，特别是那些进行上消化道手术的患者。当然，我们应考虑到腹部手术后肠麻痹可能会影响术后早期经口进食。

ESPEN 更新的 2017 版指南是围绕 ERAS 围术期临床营养支持治疗及重大手术患者的特殊营养需要制定的，凸显了营养支持治疗在 ERAS 实施中的重要性，指南中提出的多条推荐意见值得我们参考借鉴，其部分推荐意见如下：推荐大型手术前后均对患者进行营养状况评估，对营养不良和存在营养风险的患者进行围术期营养支持治疗。如果预计患者在围术期超过 5 天无法经口进食，或者经口摄入量减少、不能维持推荐摄入量的 50% 以上超过 7 天，也应立即进行营养支持治疗。营养疗法首选肠内途径：口服营养素（oral nutritional supplements，ONS）或管饲（tube feeding，TF）。如果经口和单独肠内营养 7 天内无法满足机体能量和营养素需要，应同时进行肠内和肠外营养；如果肠内营养存在禁忌（如合并肠梗阻），应尽早进行肠外营养。肠外营养应优先选择全合一营养液（3L 袋或药房配制），而不是多瓶输注；同时推荐采取标准化操作流程来确保营养支持治疗的效果。对于无法得到充足的肠内营养、需要额外补充肠外营养的患者应考虑静脉补充谷氨酰胺、ω-3 脂肪酸。

重度营养风险的患者大手术前应该进行营养支持治疗，即便会因此推迟手术，给予 7～14 天的营养支持也是恰当的，癌症患者也是如此。方式上尽量采用经口/肠内营养疗法。

如果术前患者无法从食物中获取充足的能量，无论其营养状况如何，均需要经口补充营养素。所有营养不良的癌症患者和腹部大手术的高危患者术前均需经口补充营养素，高危患者中一类特殊人群是患肌少症的老年患者，术前应使用 5～7 天富含免疫营养素（如精氨酸、ω-3 脂肪酸、核糖核苷酸）的配方。术前肠内营养/经口营养素补充的最佳时间是在入院前，以此可缩短术前在院天数，并降低院内感染发生的风险。

对于严重营养不良或重度营养风险，且肠内营养无法满足能量需求的患者才建议术前进行 7～14 天的肠外营养。推荐癌症、重大手术中营养不良的患者围术期或者术后补充富含免疫营养素（如精氨酸、ω-3 脂肪酸、核糖核苷酸）的配方。

在饮食管理策略方面，术前禁食及口服流质碳水化合物相关问题如前所述。通常来讲，术后不应中断经口进食；推荐大部分患者在术后数小时内开始经口进食清流食，后续根据患者个体耐受性和手术类型来调整经口摄入，特别要关注老年患者；经口摄入的初始量需要与患者的胃肠功能及个体耐受性相符。当然，需要指出，这些推荐意见所采用的证据大部分基于结直肠手术，对于上消化道手术及胰腺手术患者，尤其是老年人，术后早期经口进食是否能获益尚不清楚。对于食管手术而言，更是尚无相关的研究资料。

推荐对于无法早期经口进食或经口进食 7 天内无法满足能量需求的患者术后早期进行管饲（24h 内），特别是以下几类患者：①头颈部大手术或胃肠道肿瘤手术患者；②严重创伤（包括脑损伤）患者；③手术时存在明显营养不良的患者。大部分患者推荐采用标准整蛋白配方。管饲方式上，接受上消化道大手术和胰腺手术的营养不良患者，推荐放置鼻空肠管或行针刺导管空肠造口术进行管饲。如果有管饲指征，建议术后 24h 之内尽早进行管饲，管饲从低流速开始（10～20ml/h），根据个体肠道耐受情况慢慢增加，每个人达到目标流速的时间是不同的，一般需要 5～7 天。如果管饲时间较长（大于 4 周），建议经皮置入管道（如经皮内镜下胃造口）。对于围术期进行营养支持、出院时经口进食无法满足能量需求的患者，建议住院期间定期进行营养状况评估，出院后继续进行营养支持治疗并进行膳食指导。

最后需要指出，尽管欧美许多学科疾病指南在我国被广泛参考应用，但在临床实践中，对这些指南应有清醒的认识，因为指南不是法规，不能代替临床判断，况且随着新的更有力的证据出现，指南需要不断更新。虽然指南的建议具有很好的普遍性、很强的共性，但具体应用时仍应根据患者的情况而定。

第五节　序贯营养治疗

麻醉、手术创伤使得肠道处于麻痹状态；上消化道解剖结构的改变使得消化液的分泌发生改变，此时肠道处于消化吸收功能低下状态。大量研究证实，如仅采用肠外营养，具有诱发肠屏障功能障碍的可能，给予肠道一定的营养物质对于消化道功能的恢复具有促进作用，但又需兼顾肠道功能不足需要休息的现实。肠内营养联合肠外营养序贯疗法：术后1～3天全量肠外营养，同时给予以氨基酸为氮源的肠内营养制剂并逐日增加剂量，术后第4日以氨基酸为氮源的肠内营养制剂联合短肽类制剂进行过渡，肠内营养热量不足部分，按热量计算给予部分肠外营养补充。术后5～7天全量整蛋白型肠内营养制剂，停用肠外营养。氨基酸型肠内营养不需复杂消化过程即可被胃肠道直接吸收利用，适用于胃肠道功能障碍患者；短肽型肠内营养经简单消化即可被吸收，适用于胃肠道功能较弱的患者；整蛋白型肠内营养以整蛋白或游离蛋白质为氮源，适用于胃肠道功能较佳的患者。术后，序贯营养治疗使用不同剂型（氨基酸型、短肽型及整蛋白型）肠内营养可满足患者术后不同功能状态的肠道，更加符合肠道恢复的自然过程。如直接使用单一剂型肠内营养，则可能导致喂养不耐受，患者在实施早期肠内营养（EEN）过程中反复减速、停用、试用会消耗较多时间，这可能部分解释了序贯营养疗法EEN的优势。

此外，我们发现部分患者术后外周血 C 反应蛋白（CRP）及白细胞介素 6（IL-6）水平均显著低于未进行序贯营养治疗的患者。胃肠手术创伤较大，术后不可避免地发生系统性炎症/应激反应，CRP 及 IL-6 可良好反映患者这一术后病理生理反应的程度。这一结果提示肠道功能的加速恢复可缩短术后系统性炎症/应激反应的时间。我们采用 6 分钟步行试验评估患者的整体康复情况，结果显示进行序贯营养治疗的患者 6 分钟步行距离显著高于未进行序贯营养治疗的患者。6 分钟步行试验是一种可以综合反映患者体力状态和康复效果的评估手段，这一结果再次肯定了序贯营养疗法肠内营养的良好效果。进行序贯营养治疗的患者肠内营养并发症的发生率显著降低，这可能源于序贯营养疗法肠内营养迎合了术后胃肠功能的渐进性恢复，减少了喂养不耐受所致的腹痛、腹胀等症状。国内一项新近的研究显示，序贯营养疗法肠内营养还可显著缩短重症急性胰腺炎患者的住院时间。这些研究均提示序贯营养疗法肠内营养与传统单一剂型肠内营养相比疗效更佳。

在实施肠内营养时，建议使用肠内营养输注泵，以增加肠内营养耐受性，减少血糖波动过大、管道阻塞等并发症。进行序贯营养治疗时应注意以下几个方面：①浓度，稀释达渗透压（特别是以氨基酸为氮源的肠内营养制剂），防止腹泻。②速度，控制输注速率，尽量采用肠内营养输注泵。通常建议手术后输注速率：空肠营养管为 20～80ml/h，胃营养管为 50～120ml/h。③温度，肠内营养输注泵管（在入体内之前）可局部加温至 30～40℃，以增加胃肠道对肠内营养的耐受性。但切忌整体营养制剂直接加热（易变质）。④洁净度，做好手部及器具卫生，避免过度使用抗生素、制酸药，以减少和避免腹胀、腹泻。⑤适应度，根据胃肠功能，选择合适剂型。必要时，建议应用益生菌、消化酶及消化液自身回输。⑥角度，在实施肠内营养时，患者体位应处于 30°～45°半卧位，减少反流、误吸。

在肠内营养的临床实践中，护理人员发挥着十分关键的作用。术后胃肠道功能的恢复是一个动态的过程，护理人员常先于医生发现患者肠道功能改变或肠内营养不良反应。护理人员可以将获得的患者病情变化告知医生后再做处理，但我们的经验是：EEN 方案的医嘱应当灵活，可以在设定条件的情况下给予护理人员调整肠内营养剂量、种类和速度的权力，这可以为患者提供尽可能同步于胃肠道功能状态的肠内营养治疗。结合黎介寿院士对临床营养治疗的深刻见解及我们在临床实践中的体会：术后 EEN 的主要目的应当围绕加速患者术后康复，该项治疗应当是加速康复外科的一部分。发现并利用肠内营养的非营养治疗的目的是现代临床营养学所取得的重大理论创新。由于目前研究中纳入的样本量较小，所得结果仍需更大样本量的研究来验证。综上，序贯营养治疗可加速胃肠道功能障碍患者术后康复过程，特别是在肠瘘、肠梗阻、胃肠道肿瘤患者中应推荐早期应用。

参 考 文 献

黎介寿，1999. 加强对肠屏障功能障碍的研究[J]. 中华医学杂志，79：561-582.

Andrea K L，Linda W，Franco C，2008. Strategies for perioperative nutrition support in obese，diabetic and geriatric patients[J]. Clin Nutr，27（1）：16-24.

Beth T，Joe K，2010. Nutrition in the intensive care unit：year in review 2008-2009[J]. JPEN，34（1）：21-31.

Braga M，Ljungqvist O，Soeters P，et al，2009. ESPEN guidelines on parenteral nutrition：surgery[J]. Clin Nutr，28（4）：378-386.

Cerantola Y，Hubner M，Grass F，et al，2011. Immunonutrition in gastrointestinal surgery[J]. Br J Surg，98（1）：37-48.

Charlene W C，Joseph I B，Carol L B，et al，2009. Clinical guidelines for the use of parenteral and enteral nutrition in adult and pediatric patients，2009[J]. JPEN，33（3）：255-259.

Daren K H，Naomi E C，Rupinder D，2010. Lost in（knowledge）translation！[J]. JPEN，34（6）：610-615.

Dellinger R P，Carlet J M，Masur H，et al，2004. Surviving sepsis campaign management guidelines committee：surviving sepsis campaign guidelines for management of severe sepsis and septic shock[J]. Crit Care Med，32（11）：858-872.

Doig G S，Simpson F，Finfer S，et al，2008. Effect of evidence-based feeding guidelines on mortality of critically ill patients：a cluster randomized controlled trial[J]. JAMA，300（23）：2731-2741.

Grade M，Quintel M，Ghadimi B M，2011. Standard perioperative management in gastrointestinal surgery[J]. Langenbecks Arch Surg，396（5）：591-606.

Gustafsson U O，Scott M J，Schwenk W，et al，2012. Guidelines for perioperative care in elective colonic surgery：Enhanced Recovery After Surgery（ERAS®）Society recommendations[J]. Clin Nutr，31（6）：783-800.

Kondrup J，Rasmussen H H，Hamberg O，et al，2003. Nutritional risk screening（NRS 2002）：a new method based on an analysis of controlled clinical trials[J]. Clin Nutr，22：321-336.

Krishnan S，Barry A M，2010. Critical care nutrition：Are the skeletons still in the closet？[J]. Crit Care Med，38（2）：690-691.

Kuppinger D，Hartl W H，Bertok M，et al，2012. Nutritional screening for risk prediction in patients scheduled for abdominal operations[J]. Br J Surg，99（5）：728-737.

Marco B，2012. Perioperative immunonutrition and gut function[J]. Curr Opin Clin Nutr Metab Care，15（5）：485-488.

Marik P E，Zaloga G P，2010. Immunonutrition in high-risk surgical patients：a systematic review and analysis of the literature[J].

JPEN, 34（4）: 378-386.

McClave S A, 2009. Do you feel misguided by all these guidelines?[J]. JPEN, 33（4）: 358-360.

McClave S A, Taylor B E, Martindale R G, et al, 2009. Guidelines for the provision and assessment of nutrition support therapy in the adult critically ill patient: society of critical care medicine（SCCM）and American Society for Parenteral and Enteral Nutrition（ASPEN）[J]. JPEN, 33（3）: 277-316.

Naomi E C, Daren K H, 2010. Bridging the guideline-practice gap in critical care nutrition: a review of guideline implementation studies[J]. JPEN, 34（6）: 653-659.

Peter A B, Lorraine S Y, Bruce R B, 2010. Metabolic vs nutrition support: a hypothesis[J]. JPEN, 34（5）: 546-548.

Pierre S, Jonathan C, 2010. Nutrition is metabolism[J]. JPEN, 34（5）: 471-472.

Stephen A M, Robert G M, Vincent W V, et al, 2009. Guidelines for the provision and assessment of nutrition support therapy in the adult critically ill patient: Society of Critical Care Medicine（SCCM）and American Society for Parenteral and Enteral Nutrition（A. S. P. E. N.）[J]. JPEN, 33（3）: 277-316.

Stephen A M, Ryan T H, 2010. Clinical guidelines and nutrition therapy: better understanding and greater application to patient care[J]. Crit Care Clin, 26（3）: 451-466.

Svanfeldt M, Thorell A, Hausel J, et al, 2007. Randomized clinical trial of the effect of preoperative oral carbohydrate treatment on postop-erative whole-body protein and glucose kinetics[J]. Br J Surg, 94: 1342-1350.

Weimann A, Braga M, Harsanyi L, et al, 2006. ESPEN guidelines on enteral nutrition: surgery including organ transplantation[J]. Clin Nutr, 25（2）: 224-244.

第五章　加速康复外科在结直肠围术期运行中的麻醉与疼痛管理

高难度手术易导致并发症，故会增加患者的住院时间甚至是死亡风险。加速康复不仅可以缩短患者的住院时间，而且有助于减少并发症的发生。麻醉医师应使用基于已有循证证据支持的技术和药物治疗手段减少术后并发症的发生。术前评估时，应识别出在围术期更有可能发生并发症的患者，对其贫血和心肺功能障碍等基础疾病应予以改善。术中应选择合适的麻醉方式，加强术中监测和目标导向的液体治疗。术前、术中和术后均应做好疼痛管理。

第一节　结直肠手术麻醉前的评估和处理

围术期麻醉管理是加速康复外科（ERAS）的重要组成部分，与患者术后重要脏器功能的恢复和维持、不良反应和并发症的发生、康复质量及住院时间等因素密切相关。麻醉是与手术相伴的过程，从某种角度来讲，麻醉的作用表现为三个方面：一是消除手术引起的痛苦，主要是疼痛、紧张、焦虑等；二是预防和控制麻醉药物和方法所导致的不良反应和并发症；三是调理手术所导致的局部及全身病理生理改变，特别是生命体征和重要脏器功能的维护。对于麻醉学科而言，"康复或恢复"不仅意味着加速麻醉的恢复，也包含不断减少对手术恢复及全身状况恢复的不良影响，整体上促进术后康复。因此，麻醉学科在 ERAS 中的应用可以体现在围术期的所有过程中，特别强调应早期介入。

一、麻醉前评估

麻醉前评估的目的是判断患者是否能够耐受手术和麻醉，身体状况是否处于自身的最佳状况，以及预判术后恢复的各种可能。麻醉学科的作用和优势就是综合患者状况、手术操作类型及麻醉方法对患者进行预期判断和管理，关注的是患者状况的评估和控制。麻醉前评估为进一步决策提供依据，目的是保障患者安全和加速康复。对于患者的全身状况及各类并发症，虽然专科医师的建议非常重要，但麻醉医师可起到综合判断的决定性作用。我们总希望能够从术前的各类信息中总结出预判术中、术后各种状况风险的可能性，一些危险因素的评分和高危因素的判定为临床提供了有价值的参考。然而，患者的情况千差万别，影响因素众多，更多的是不可预知性。真实世界里的大数据永远不能涵盖所有问题，但却能给我们提供越来越有价值的信息。

　　住院前危险分级评分被用于识别接受大手术后死亡和并发症风险更高的患者，高达80%的术后死亡来自这类高危患者，危险分级评分不仅能向患者提供整体的手术风险情况，也有助于医生筛选出那些需要进一步检查和优化的患者，并决定其围术期的诊疗路径以利于医疗资源的分配。

　　除最为人熟知的美国麻醉医师协会（American Society of Anesthesiologists，ASA）评分外，在临床实践中，还有多种不同的评分系统和功能状态试验用于评价手术患者发生并发症的风险，同时还可对围术期风险进行分层，如生理学和手术侵袭度评分（POSSUM）、Lee评估量表、心血管风险计算器、步行试验、心肺运动试验（CPET）、普通外科急性肾损伤危险指数等。

　　ASA评分根据患者身体状况和手术危险性进行分级，共将患者分为六级。

　　ASA Ⅰ级：体格健康，发育营养良好，各器官功能正常。

　　ASA Ⅱ级：除外科疾病外，有轻度并存病，功能代偿健全。

　　ASA Ⅲ级：并存病严重，体力活动受限，但尚能应付日常活动。

　　ASA Ⅳ级：并存病严重，丧失日常活动能力，经常面临生命威胁。

　　ASA Ⅴ级：无论手术与否，生命难以维持24h的濒死患者。

　　ASA Ⅵ级：确证为脑死亡，其器官拟用于器官移植手术。

　　Ⅰ～Ⅱ级患者的麻醉耐受力一般良好，麻醉经过平稳。Ⅲ级患者对接受麻醉存在一定的风险，麻醉前需尽可能做好充分准备，同时对麻醉中和麻醉后可能出现的并发症采取有效措施进行预防。Ⅳ～Ⅵ级患者的麻醉危险性极大，充分细致的麻醉前准备尤为重要。

二、术前的优化

　　推荐术前至少戒烟、戒酒4周。对于吸烟和酒精滥用的择期手术患者，仅仅给予鼓励是不够的，还要给予药物支持和个人专业咨询。应在术前纠正血红蛋白水平，并寻找贫血的原因，必要时补充铁剂、叶酸和维生素 B_{12} 或促红细胞生成素，应在择期手术前至少3～4周开始实施术前贫血的药物治疗。对于使用抗凝血药（凝血酶抑制剂、ADP受体抑制剂、纤维蛋白溶解药）及合并相关疾病（创伤、尿毒症、肝功能障碍）引起凝血功能障碍的患者，可通过血浆制品（如新鲜冷冻血浆、冷沉淀制品或血小板）、维生素K、人重组凝血因子Ⅶa 预防相关的围术期急性出血。对于肺功能不全患者，在治疗肺部感染的同时鼓励其术前进行肺功能锻炼，具体包括呼吸功能锻炼、扩胸运动、吹气球，以及深呼吸、训练有效咳嗽等。优化一些慢性疾病状态，如控制血糖、调节凝血功能、调节电解质紊乱、改善心力衰竭、控制心律失常、增强营养和改善营养不良等。

三、麻醉前用药

　　手术应激相关生理变化及炎症反应会诱发并发症，因此需要采取相应措施来控制应激及炎症反应。麻醉前用药的目的主要是控制应激、维持术中血流动力学稳定、减少术后不良反应、缓解焦虑。在术前评估阶段，需对患者进行健康宣教，评估患者的焦虑及疼痛状态。麻醉前可给予短效抗焦虑药和短效镇痛药，根据情况给予适当的剂量以便实施区域麻醉，长效抗焦虑药和阿片类药物应避免应用，因其可导致出院的延迟。

第二节 结直肠手术麻醉方式的选择

一、局 部 麻 醉

切口周围局部浸润的麻醉技术是加速康复麻醉技术的一部分，局部浸润技术也可以单独为一些表浅的外科操作（如腹股沟疝结扎术，乳房和肛门直肠手术，肩和膝关节的关节镜检查）提供足够的镇痛，如果局部浸润外加静脉镇痛镇静，尤其是在局部麻醉不完善时，患者会更加舒适。尽管没有证据表明包括局部浸润在内的超前镇痛降低术后持续疼痛的可能性，但它的确减少了术中、术后阿片类药物的用量及相关的副作用。

许多研究认为手术切口部位的局部浸润麻醉在疼痛管理方面能加强镇痛，提高患者的满意度，减少术后恶心呕吐和住院日。对于心脏手术患者，术后对切口持续注射布比卡因能加强镇痛，也能使患者早期离床，减少住院日。腹腔镜胆囊切除术术后肝门和胆囊床的局部浸润麻醉能加强术后镇痛。与椎管内麻醉和全身麻醉相比，局部浸润技术降低了肛门直肠手术和腹股沟疝结扎术术后尿潴留的发生率。使用基础麻醉、局部麻醉，可以不经过术后恢复病房，减少了苏醒期花费。总之，常规对切口部位进行局部浸润麻醉有利于门诊患者的康复，甚至是住院手术患者的恢复。

二、区域神经阻滞麻醉

区域神经阻滞麻醉是将局部麻醉药物注射于神经干或主要神经分支周围，以阻断神经末梢的传入刺激，使该神经分布区域产生麻醉效果，主要用于四肢手术和胸腹部手术术后镇痛。作为全身麻醉的补充，区域神经阻滞与局部浸润麻醉相比，可以改善术后镇痛，减少阿片类药物相关副作用，因此有利于加速麻醉过程的恢复。然而，区域神经阻滞麻醉也有局限性，可能发生局麻药中毒、阻滞效果不完善等不良反应。区域神经阻滞麻醉可以单独应用，也可以联合全身麻醉，可改善术后镇痛效果，减少阿片类药物用量及相关不良反应，促进快速康复，缩短住院时间。

三、全 身 麻 醉

尽管局部麻醉、区域神经阻滞麻醉和麻醉监护（MAC）技术有明显的优势，但全身麻醉可以避免术中知晓，使其同时受到患者和外科医生的喜欢。全身麻醉通过静脉或吸入给药，综合合理应用镇痛药、镇静药和肌松药，以达到术中血流动力学平稳、镇痛充分、肌松完全和防止术中知晓的目标。全身麻醉患者术中意识消失，可以耐受如侧卧位、俯卧位等体位，舒适度会增加。静脉麻醉药丙泊酚和吸入麻醉药七氟烷、地氟烷均起效迅速，停药后在体内清除快，患者苏醒具有可预测性，是比较理想的适用于 ERAS 的短效麻醉药。与吸入麻醉药相比，丙泊酚可降低术后 6h 内恶心呕吐的发生率。麻醉维持中，吸入麻醉药七氟烷和地氟烷可缩短麻醉恢复时间及麻醉恢复室（postanesthesia care unit，PACU）停留时间，并减少相关费用。

短效阿片类药物瑞芬太尼的消除半衰期短且无残留作用，常复合吸入麻醉药或丙泊酚及区域阻滞，可使麻醉药物的用量最小化，促进患者恢复。然而，术中应用瑞芬太尼可能会导致痛觉过敏、急性阿片类药物耐受，增加术后镇痛药物的需求量。

可以选择 β 受体阻滞剂（如艾司洛尔、拉贝洛尔）代替短效的阿片受体激动药来抑制术中一过性的急性自主神经反应。

中效肌松药（如维库溴铵和顺阿曲库铵）和短效肌松药（如米库氯铵）均可用于短时间或长时间的快通道手术，有利于患者早期拔除气管导管，减少麻醉恢复过程中肌松残余的发生。如有可能，可使用喉罩通气代替气管内插管，有研究证实喉罩与气管插管相比，可明显减少麻醉苏醒期喉痉挛、咳嗽、声嘶等不良反应，而且放置喉罩较气管插管的血流动力学稳定，因此喉罩可能比气管插管更适用于四肢手术的全身麻醉患者。如果必须进行气管内插管，可选择短效（琥珀酰胆碱、美维库铵）或中效（顺阿曲库铵、维库溴铵、罗库溴铵）神经肌肉阻滞剂。

第三节　结直肠手术术中管理

在评估和准备的基础上，麻醉的实施是影响 ERAS 的最重要环节。尽管为患者制订了个体化的 ERAS 麻醉方案，但实际中的影响因素比较复杂，许多都是不可控和不可预知的。然而，随着麻醉学科不断进行理论创新、技术更新，在不断积累丰富经验的同时，也使得麻醉安全性和可控性越来越好，但目前仍处于在理论、经验和监测推断的指导下实施麻醉管理的阶段。

一、麻醉深度的监测

可采用脑电双频指数（BIS）和呼气末浓度（end tidal concentration，EATC）监测麻醉深度。维持 BIS 值在 40～60、EATC 在 0.7～1.3 最低肺泡气有效浓度（MAC）不仅可预防术中知晓，也可减少麻醉给药剂量，将麻醉药的副作用降至最低，并且利于快速苏醒和恢复。

二、肌 松 监 测

最近有系统综述提示，在部分腹腔镜手术中，与中等程度的神经肌肉阻滞比较，较深的神经肌肉阻滞可能会提供更好的手术条件,但支持这一结论的证据有限。应用肌松药时应进行神经肌肉功能监测以避免肌松残余。肌松残余是导致术后低氧血症的主要原因,其可能机制包括:呼吸肌肌力没有完全恢复,通气量减低;上气道呼吸肌张力降低,导致上气道梗阻和误吸。肌松残余还可导致术后肺部并发症,包括肺炎、支气管痉挛、低氧血症、呼吸衰竭、呼吸音异常、肺不张等,而术后出现肺部并发症也是手术患者围术期死亡的主要原因之一。可采用外周神经刺激器进行肌松监测以确保术中维持适宜的肌肉松弛,手术结束后神经肌肉功能可以得到快速恢复。

三、液 体 管 理

术中液体治疗的目标是避免输液不足引起的隐匿性低血容量和组织低灌注,以及输液过多引起的心功能不全和组织水肿,必须保证满意的血容量和适宜的麻醉深度,对抗手术创伤可能引起的损害,保证组织灌注、电解质正常、酸碱平衡、内环境稳定、器官功能正常。

(一)液体的选择

在围术期,绝大部分患者需要静脉输液以维持循环血容量,输入液体的种类按相对分子质量分为两大类,即晶体液与胶体液。推荐术中输液以晶体液为主,可以加入适当胶体液以维持血流动力学稳定和胶体渗透压,增加微血管血流量,保证组织细胞氧供。但没有临床研究证据表明使用人工胶体在临床转归方面优于晶体液。此外,与平衡晶体液相比,输入过量 0.9%氯化钠溶液会导致肾水肿,降低肾动脉血流速度,减少肾皮质组织血流灌注,增加术后并发症。

(二)液体输注的指导策略

关于输液策略,现阶段有开放性输液、限制性输液及目标导向输液等方案。术中液体管理主要包括维持基础需要量和补充术中损失量。对于以"第三间隙"学说为基础的开放性输液策略,有研究发现,对于诊断脓毒症在 3 日以上的患者,高容量复苏相对低容量复苏能降低其死亡率。然而,过多的液体输注可使容量超负荷而进一步导致血管内静水压增高,导致抗利尿激素的大量分泌,使机体出现水钠潴留,同时释放心房利钠肽损害血管内皮细胞,使血管通透性增加,液体流向组织间质而发生组织水肿,导致体温下降、胃肠道蠕动减弱、肠麻痹、术后肺部感染、切口愈合不良及住院时间延长等。尤其对于老年患者,其心肺储备能力低下,开放性输液可导致肺水肿、心力衰竭等严重并发症。而如果术中液体输入过少,可导致重要脏器低灌注,同时血液中红细胞易出现聚集,增加血流阻力,甚至引起微血栓,从而造成心、脑等重要脏器缺血损伤。因此,需要设定合理的输液量以减少术后并发症,提高患者的生活质量和生存率。

1. 维持基础需要量的液体治疗 维持人体基础需要量包括补充经不感蒸发和尿量丢失的液体量,而不需要补充既往概念中的"第三间隙"损失量,即机体内的液体仅存在于血管内和组织间质中,而没有所谓的承受液体渗出的无功能腔隙,因此不需要过度补液以补充"第三间隙"。术中主要通过补充晶体液来维持基础需要量，即通过限制性输液策略维持液体的"零平衡"，剂量为 $1\sim3ml/（kg\cdot h）$。

2. 补充术中损失量的液体治疗 术中液体损失包括失血和液体从血管内转移到组织间隙。如未及时补充，可能导致重要脏器低灌注，引起相关并发症，从而影响患者术后康复。以往对怀疑血容量不足的患者给予补液试验，即 $5\sim10min$ 内向患者静脉内输入生理盐水 250ml，以观察其心率、血压和中心静脉压等指标对快速输液的反应。但此方法比较粗略，因为血流动力学稳定与否与补液试验的反应性并非直接相关，所以以无法准确判断患者是否为低血容量、心功能不全或外周血管阻力下降。此外，心率、血压、中心静脉压等通常用于判断补液试验的指标也并非可靠的血流动力学参数，因其影响因素较多而易导致结果不太准确。因此，需要制订更有利于指导术中液体治疗和术后加速康复的输液策略。

3. 加速康复外科流程下强调目标导向液体治疗（goal-directed fluid therapy，GDFT）是指按照患者体重、疾病特征、全身状态、血循环容量状况等指标，选择个体化的补液策略，可改善患者预后，包括减少住院时间和呼吸机使用时间及降低住院费用。GDFT 的原则是尽可能减少心脏负荷，不仅要保持有效的循环血容量，以确保微循环灌注和组织供氧，同时也可防止组织水肿，使并发症发生率降低和住院天数缩短。在 GDFT 的实施过程中，需要连续、动态监测患者容量反应性指标，维持血压不低于正常值的 20%，心率不高于正常值的 20%，CVP 处于 $4\sim12mmHg$，尿量维持在 $0.5ml/（kg\cdot h）$ 以上，血乳酸不超过 2mmol/L，中心静脉血氧饱和度（$SCVO_2$）>65%，每搏量变化（SVV）不大于 13%。

就容量治疗而言，需要不断探索如何能够更好地满足手术和麻醉的干预，以及这些干预因素终止后仍需进行何种治疗，所有容量制剂只是追求这一目的的可及手段。在加速康复外科的理念下，容量治疗应结合术前禁食禁饮、术后胃肠功能恢复及进食等综合考虑实施，以有利于减少并发症和实现早日康复。

四、术中血液的管理

（一）严格把握输血指征

美国麻醉医师协会制定的围术期红细胞输注临床指南规定，Hb<60g/L 需要输注红细胞，中国和英国的相应规定是 Hb<70g/L 需要输注红细胞。三者同时规定 Hb>100g/L 一般不需要输注红细胞。当患者 Hb 在 $60\sim70g/L$ 至 100g/L 之间时，麻醉医师应根据患者年龄、心肺功能情况、疾病严重程度、出血量和速度、氧供不足的临床表现等因素综合考虑是否需要输注红细胞及需要的输注量。

（二）选择适当的麻醉技术

1. 控制性降压 是指在保障重要脏器氧供的情况下，采用多种方法和药物使血管扩张，主动降低手术区域的血管压力，以利于手术操作、减少手术出血及改善血流动力学的方法。控制性降压的主要优势在于减少手术术野的出血量，从而减少或避免输血，并提供清晰的术野，提高手术的精确性，缩短手术时间等以促进加速康复。可以将平均动脉压降低至 $50\sim65mmHg$，或将动脉收缩压控制在其基础值以下 30% 以内，以达到减少失血和红细胞输注的目的。

2. 自体血回输 自体血回输在临床上已被广泛应用于预期失血量较多的手术，可回收术野、创面或术后引流的血液，经过滤、洗涤和浓缩等步骤后回输给患者。

3. 血液稀释 指手术前预先采集患者的血液储存起来，同时用晶体液或胶体液不断补充循环血容量，手术过程中利用稀释的血液维持机体的循环功能，最大限度地降低血液浓度而减少血液的丢失，从而减少术中失血，在手术结束前有计划地将采集的血液回输给患者。血液稀释法自体输血技术复杂，对患者的生理功能影响较大，尤其是循环波动和凝血功能，必须严密监测，严格掌握适应证和禁忌证。

4. 止血药物的应用 目前常用的止血药物有氨甲环酸、6-氨基己酸等赖氨酸类似物，以及凝血酶、去氨加压素（desmopressin，DDAVP）、重组活化Ⅶ因子等生物制剂。

五、术中吸入氧浓度的管理

应对吸入氧浓度进行调节以维持正常的动脉氧分压和氧饱和度。较高浓度氧气可以改善术后伤口愈合，减少术后恶心呕吐，但也应避免长时间吸入高浓度氧所致的高氧血症。100%吸入氧浓度可用于麻醉前预氧合或短时间应用以治疗低氧血症。非单肺通气患者，一般术中吸入50%～60%氧气即可满足要求。

六、术中体温的调控

维持正常体温对机体内稳态十分重要。术中低体温是指机体中心温度＜36℃，术中低体温多为麻醉药物抑制机体体温调节功能、手术室环境温度较低、输入未加温液体及手术致热量大量丢失所致。低体温可导致凝血功能异常、心血管事件增加、免疫功能抑制、切口感染发生率增加及麻醉药物的持续时间延长等。目前围术期意外低体温仍是手术和麻醉过程中一种常见的情况，有报道其发生率高达50%～90%。术中正常的体温是减轻手术应激和降低术后器官功能障碍的重要措施。因此，维持患者体温在ERAS管理中十分必要，应尽量避免患者体温出现波动。

预防围术期低体温最有效的办法是积极进行术前保温。术前等候区的患者使用加热毯保暖可提高患者的中心温度，抑制麻醉诱导前核心部位热量到外周的再分布。术中患者保温可以通过保持温暖环境、加热毯、加热床垫、静脉输入液体加温、体腔冲洗液加温维持机体温度。同时，对于手术时间较长、覆盖较多，尤其是小儿或合并全身感染的患者，要注意预防术中高体温。

七、术中血糖的调控

高血糖患者围术期不良反应的发生率明显升高，血糖＞12.3mmol/L（220mg/dl）的患者术后感染的发生率比血糖＜12.3mmol/L（220mg/dl）的患者高2.7倍。即使中等程度血糖升高也与不良预后有关，特别是当患者并存感染、心血管及神经系统等疾病时。

但是采用严格控制血糖措施后，容易发生低血糖。围术期低血糖同样不利于患者术后康复，延缓患者出院，甚至可危及生命。血糖≤2.8mmol/L（50mg/dl）时可能出现认知功能障碍，长时间血糖≤2.2mmol/L（40mg/dl）的严重低血糖可导致脑死亡。长期血糖控制不良的糖尿病患者在正常血糖水平下，也存在发生低血糖的风险，发生一次低血糖即可使患者围术期的死亡风险增加，全身麻醉患者低血糖反应往往被掩盖，风险尤其高。

对于血糖的控制目标，中华医学会麻醉学分会推荐餐前血糖≤7.8mmol/L（140mg/dl），进食期间血糖、餐后血糖及随机血糖≤10.0mmol/L（180mg/dl），但是不建议过于严格地控制血糖，术中和术后血糖控制在7.8～10.0mmol/L（140～180mg/dl）较合适。

八、术中血压的调控

高血压是临床上常见的心血管系统疾病，围术期高血压可增加手术出血，诱发或加重心肌缺血，导致脑卒中及肾衰竭等并发症，影响患者术后康复，延长住院时间。

高血压患者易于激动，进入手术室后应在开放静脉、建立无创监测后，根据血压、心率和麻醉需要给予α_2受体激动剂（如右美托咪定等）镇静药。较小手术选用局部浸润麻醉或神经阻滞麻醉时应注意麻醉药中不宜加用肾上腺素，并予以适当的镇静。蛛网膜下腔麻醉一般不宜用于重度高血压患者，因其可以引起血压剧烈波动。连续硬膜外阻滞对循环的影响虽较缓和，但阻滞范围较广泛时仍可引起血压严重下降，故必须控制好麻醉平面，注意补充容量，合理使用血管活性药物。除短小手术外，选择全身麻醉对于大多数需要手术的高血压患者较为安全，目前大多采用静吸复合全身麻醉。高血压患者的麻醉以咪达唑仑、丙泊酚、舒芬太尼和肌松药复合低浓度吸入麻醉药的平衡麻醉较为合适。

实施全身麻醉时，置入喉镜、气管插管和拔管时易引起高血压反应。插管应在麻醉深度足够的情况下进行，尽可能缩短喉镜置入持续时间。拔除气管导管时，尤其在浅麻醉下更易引起血压的严重反跳。因此，在手术结束、患者尚未完全清醒前就应开始实施术后镇痛，同时可在一定麻醉深度下拔除气管导管。

第四节　结直肠手术围术期疼痛管理

疼痛是一种与组织损伤或潜在组织损伤相关的感觉、情感、认知和社会维度的痛苦体验。患者围术期疼痛管理是ERAS方案的核心要素之一，在外科患者术后康复、改善术后生活质量和缩短住院时间方面发挥着重要作用。加速康复外科提倡依据患者的全身情况及手术创伤大小，实施个体化的多模式镇痛。采用多模式镇痛可以提高镇痛效果，减少阿片类镇痛药物用量，促进患者生理和心理健康的尽快恢复。良好的围术期镇痛应贯穿加速康复外科的各个环节，在麻醉医师的主导下，还需要外科医师、护理人员及药剂师、术后康复医师的通力合作。

一、镇痛的原则和目标

围术期镇痛的原则包括：①重视患者教育；②合理评估；③尽早治疗疼痛；④应用多模式镇痛；⑤开展个体化镇痛。其目标包括解除或缓解疼痛、较少的药物不良反应和并发症、改善器官功能、改善患者生活质量。

二、疼痛的评估

不同人群对于疼痛的耐受程度是不同的，因此需使用评估工具进行评估，目前患者的主诉仍然是对于疼痛评估最可靠的方法。临床常用的疼痛评估方法包括：

（一）数字等级评价量表

数字等级评价量表（numeric rating scale，NRS）用 0～10 数字表示不同程度的疼痛强度，"0"表示无痛，"10"表示剧痛。患者选择一个数字表示自身感受到的疼痛强度。

（二）视觉模拟量表

视觉模拟量表（visual analogue scale，VAS）是在白纸上画一条长 10cm 的直线，左端标示"无痛"，右端标示"剧痛"。患者依据疼痛强度在直线上做标记，测量左端"无痛"处到患者标记位置之间的距离即为疼痛评分。

（三）面部表情评价量表

面部表情评价量表（Wong-Banker faces pain rating scale）由六种面部表情（从微笑至悲伤和哭泣）组成。该方法适用于交流困难的患者，如儿童、老年人、意识不清或不能用言语描述的患者，但易受情绪等的影响。

这些疼痛强度评分方法，通常以 1～3 分为轻度疼痛，4～6 分为中度疼痛，7～10 分为重度疼痛。当患者在深度镇静、麻醉或接受肌松剂的情况下，常常不能主观表达疼痛的强度。在此情况下，患者的疼痛相关行为（运动、面部表情和姿势）与生理指标（心率、血压和呼吸频率）的变化也可以反映疼痛的程度，因此可以通过医护人员对患者的观察进行疼痛评估，如疼痛行为量表，使用该量表的目标分数为 3～4 分（表 5-1）。

表 5-1　疼痛行为量表

项目	描述	分值
面部表情	自然放松	1
	肌肉部分收缩（如皱眉）	2
	肌肉全部收缩（如紧闭双眼）	3
	面部扭曲变形、怪相	4

项目	描述	分值
上臂运动	无活动	1
	部分屈曲	2
	上臂、手指屈曲	3
	强直收缩	4
人机同步性	同步性良好	1
	偶有咳嗽、大部分时间人机同步	2
	人机对抗	3
	机械通气无法进行	4

续表

根据疼痛的类型、强度和治疗计划定期评估疼痛。有新出现的疼痛、已存在疼痛性质变化时、先前治疗方案下疼痛未缓解时应进行疼痛评估。干预已达到峰值时应进行疼痛评估，如肠外阿片类药物治疗后 15～30min 或口服镇痛药后 1h。

然而对于未预料的剧烈疼痛，应立即进行评估，特别是突发的、伴随着生命体征改变（如低血压、心动过速、发热、呼吸困难）或行为变化的疼痛。

三、疼痛的治疗

ERAS 理念倡导下的疼痛管理涉及术前、术中和术后的围术期全过程。对于术后镇痛，研究相对较多；而对于术前镇痛，相关领域的大型临床研究较少，应该引起临床医师的充分重视。积极有效的镇痛，不仅可以消除或减轻患者的疼痛和紧张情绪，使患者顺利地度过术后恢复期，还可以降低围术期心血管系统、呼吸系统等不良事件的发生率，有利于患者早期的离床活动，促进胃肠道功能的早期恢复。

（一）术前镇痛

术前对患者进行详细的宣传教育对于控制术后疼痛是非常重要的，可以消除患者对疼痛的恐惧心理，从而建立良好的依从性。除此以外，ERAS 疼痛管理中强调预防性镇痛（preventive analgesia），预防性镇痛是从术前一直持续到术后一段时期内的镇痛治疗，其方式是采用持续的、多模式的镇痛方法，达到消除手术创伤应激引起的疼痛，并防止和抑制中枢及外周的敏化，最终产生的效果是干预作用持续的时间大于疼痛预期持续时间，同时可以减少镇痛药物的用量。术前预防性镇痛的主要措施是切皮前使用能快速透过血脑屏障的非甾体抗炎药（NSAID）（如氟比洛芬酯）、切口局部浸润、外周或区域神经阻滞等。

（二）术中镇痛

总体原则是根据创伤程度和患者对疼痛的耐受程度，选择多种模式麻醉镇痛方式。临床上常用的术中镇痛药物是阿片类药物，其作用于高表达于中央导水管周围灰质的阿片受体。但是阿片类药物也会出现痛觉过敏等不良反应，会对患者快速康复产生影响，因此术中可以采用全身麻醉联合外周神经阻滞或椎管内阻滞等，从而阻断痛觉的神经传导通路，减少阿片类药物用量。使用右美托咪定也可以减少术后阿片类药物的用量。右美托咪定是一种高选择性 α_2 受体激动剂，通过作用于脊髓突触前/后膜 α_2 肾上腺素受体，抑制肾上腺素的释放，使细胞超极化，抑制疼痛信号向大脑传导，从而抑制异常应激反应。此外，还可以在手术结束前切口部位行局部浸润麻醉、使用中长效阿片类药物和非甾体类药物等。

（三）术后镇痛

术后急性疼痛主要由手术操作引起的皮肤、皮下组织、神经和内脏等的损伤引起，术后疼痛可加重恶心、肠麻痹等，延长患者恢复时间。因此，充分缓解术后疼痛，减少手术应激，对患者康复起到至关重要的作用。术后镇痛应根据患者年龄、性别、创伤程度、手术部位、疼痛性质（主要包括外科切口痛、炎性痛）等特性进行个体化疼痛管理。对切口痛的控制主要包括局麻药物切口浸润，以及联合硬膜外镇痛、患者自控静脉镇痛、静脉注射利多卡因、鞘内注射、区域神经阻滞等方法。炎性痛的治疗包括对一些轻中度手术创伤，术前超前应用 NSAID。对中重度手术创伤或并发脓毒血症的患者，预防性给予抗炎药物（如乌司他丁），可以在控制炎性反应的同时，达到控制炎性疼痛的目的。

ERAS 疼痛管理除了预防性镇痛理念外，多模式镇痛也是另一种常用的理念。多模式镇痛早在 20 世纪初即被引入急性疼痛治疗中，也称为平衡镇痛。多模式镇痛即应用两种或两种以上作用于不同疼痛通路或具有不同作用机制的镇痛药物的方法，可改善镇痛效果，减少每种药物的剂量。2012 年美国麻醉医师协会指南建议只要有可能，应尽量使用多模式镇痛方案。

除镇痛药外，还可以应用一些镇痛辅助药。除止吐作用外，术前给予地塞米松（4～8mg）作为镇痛辅助用药，可减轻术后 24～72h 的疼痛。某些手术类型如疝修补术、乳腺手术、胆囊切除术容易发生术后慢性疼痛综合征，小剂量氯胺酮（0.1～0.5mg/kg）或加巴喷丁（600～1200mg）可预防痛觉过敏，减轻术后疼痛和阿片类药物用量，可酌情用于易发生术后慢性疼痛综合征的患者。

参 考 文 献

江志伟，2018. 加速康复外科学[M]. 北京：人民卫生出版社.

梁廷波，2018. 加速康复外科理论与实践[M]. 北京：人民卫生出版社.

刘大为，邱海波，严静，2013. 中国重症医学专科资质培训教材[M]. 北京：人民卫生出版社.

邱海波，2013.ICU 主治医师手册[M]. 2 版. 南京：江苏科学技术出版社.

闻大翔，李天佐，郭曲练，2018. 日间医疗麻醉与加速术后康复[M]. 北京：世界图书出版公司.

Francis N F，Kennedy R H，Ljungqvist O，et al，2019. 结直肠加速康复外科手册[M]. 郗洪庆，乔治，卫勃，译. 长沙：中南大学出版社.

第六章 加速康复外科在结直肠围术期运行中的护理管理与实施

第一节 加速康复外科护理理念

加速康复外科护理近年来随着加速康复外科理念的推行得以迅速发展。然而，目前国内外护理界并没有明确"加速康复外科护理"的相关概念，人们均认为加速康复外科护理是依附于加速康复外科上的，其实则不然。加速康复外科的护理工作是保证加速康复外科能够顺利实施的不可或缺的手段，是加速康复外科能够更好执行的重要环节。加速康复外科护理的主要策略是在加速康复外科理念下，以整体护理为基础，以循证护理为依据，以围术期处理优化的护理干预为措施，实施加速康复外科完备、充分的临床护理路径，以减轻患者的创伤和应激，使患者快速康复。

目前，较为成熟的加速康复外科护理方案主要包含以下方面：术前加速康复外科护理方案，包含不常规行肠道准备、不常规安置胃管、缩短术前禁食时间、不常规安置尿管等措施；术中加速康复外科护理方案，包含术中保暖、目标导向性补液等措施；术后加速康复外科护理方案，包含术后早期下床活动、术后早期经口进食、早期拔除引流管等措施。贯穿整个围术期的加速康复外科护理策略还包括疼痛管理、营养支持、心理管理、呼吸道管理、深静脉血栓的防治等优化的护理方案。此外，营养风险筛查、疼痛评估、深静脉血栓风险评估、术后相关风险评估、非计划性拔管风险评估、生活质量的评估、睡眠质量的评估等一系列风险防控的安全评估标准为患者的快速康复提供了有力的保障。而延续性护理服务则是加速康复外科在患者出院以后能够安全康复的重要策略，包括患者出院后健康知识掌握情况评估、自我照顾及康复锻炼知识指导，以及近远期生活质量评估等策略。护士在围术期新型护理方案与出院后延续性护理中提供更直接、更有效、更全面的服务，在加速康复外科的多学科应用中发挥着至关重要的作用。

第二节 加速康复外科护理在我国的发展

2006 年，我国著名外科学家、中国工程院院士黎介寿将加速康复外科理念引入国内，播种下加速康复外科在中国萌芽的种子，推动和促进了加速康复外科护理在我国的迅速发展。随着外科技术及微创理念的不断革新，加速康复外科护理模式在我国逐步运用于骨科、妇科、肝胆外科、泌尿外科、胸外科及心血管外科等领域。循证研究表明，加速康复外科护理的应用可以显著促进患者术后快速康复，降低并发症发生率，缩短术后住院时间，同时减少住院费用，也越来越被我国医护人员所接受。

从文献资料分析发现，在加速康复外科护理的推行中，东部战区总医院（原南京军区南京总医院）、四川大学华西医院、北京大学人民医院、中山大学附属第一医院、浙江大学附属第一医院、上海市第十人民医院、哈尔滨医科大学附属第二医院等大型三级甲等医院开展时间较早，积极推进了加速康复外科护理的循证实践与研究，并将这一理念不断运用于各亚专业外科病种。各家医院积极举办加速康复外科护理新进展相关的学术活动、继续教育培训班等，促进了加速康复外科护理新理念的传播与推广。随着全国加速康复外科指南的陆续发布，加速康复外科护理的实践也越来越广泛，研究内容也逐渐丰富。从早期颠覆传统的加速康复外科护理方案的循证研究，到探讨加速康复外科对患者康复效果、生存质量、营养状态的影响，与此同时，很多研究人员从基础研究方面讨论加速康复外科护理对患者术后炎症反应指标及免疫相关指标的影响；最近，已经有相关人员开始探讨加速康复外科护理的人力资源配置及经济学评价。这些研究均表明我国的加速康复外科护理研究在不断深入，这些将为加速康复外科护理在我国的实践和推广提供更加有力的循证医学证据。

2015年由中华医学会承办，肠外肠内营养学分会组织构建了国内首个加速康复外科协作组，随后全国多个地方医学会也相继成立了加速康复外科相关的学术组织。两年后，中国医疗保健国际交流促进会加速康复专家委员会护理学组在上海成立，该护理学组是中国第一个加速康复外科护理专科的学术组织，策划并组织全国数十名护理学专家，共同编写了中国第一部《加速康复外科护理实践专家共识》，这表明加速康复外科护理在我国的发展进入了一个崭新的时代。2018年中国医药教育协会加速康复外科专业委员会加速康复护理协作组于江苏省南京市正式成立，纳入了全国约65家医院近100名护理专家。这些学术平台的搭建，将有助于打破学科间壁垒，整合全国资源，共享多学科信息，助力加速康复外科护理的蓬勃发展。

加速康复外科的蓬勃发展对护理工作的开展也提出了新的要求。由于加速康复外科本身并不单是技术创新，而是包含整个围术期管理模式的创新，其临床工作的落实涉及传统围术期诊疗行为的改变，而这些诊疗行为，即医嘱的实际执行者是临床护士，因此护士是加速康复外科开展过程中的主要实施者。与此同时，开展加速康复外科后，临床护理工作的相关内容及工作方式也随之更新，甚至会影响今后护理学科的发展。

随着加速康复外科护理研究的逐步深入，越来越多的研究特别强调了加速康复外科实施过程中患者对健康教育与健康咨询等方面的需求增加。国外研究显示，加速康复外科理念下护理工作中健康教育与健康咨询的比例较大。国内关于加速康复外科患者的研究显示，加速康复外科患者对于整个诊疗路径非常清晰，护士在患者住院期间会详细地告知患者每一项 ERAS 护理措施的执行时间、方式以及对其造成的影响，患者对护士具有非常强的依赖感与信任感。护士在加速康复外科实践中向患者宣教加速康复外科每个环节的健康知识内容，提供及时有效的健康咨询。加速康复外科护士通过参与治疗方案的实施，使术前宣教发生以下转变：①护士从"教条式"宣讲到"教育式"沟通；②医疗服务由"单一外科"

决策到"多学科"沟通；③患者从"被动式接受"到"主动参与"；④医生从"事后性处理"到"事前性预防"。

这些变化体现的不是高大上的技术进步，而是以"问题为中心"医生、护士和患者共同参与的诊疗过程，是以"患者为中心"的平等交流与协作的医疗体验。这不仅提高了患者术前宣教的依从性，也能够改善术中血压、心率、呼吸的波动及心理状态，而且在和患者沟通过程中也改变了团队的思维模式和工作习惯。

加速康复外科的实施无疑有助于传统的单一疾病护理模式向集治疗、预防、康复和促进健康为一体的多元护理模式加速转变，这不仅是我国"健康中国"战略的重要内容，也是21世纪护理事业发展的大趋势。因此，为适应加速康复外科的发展，强化护士健康教育能力，提升健康教育水平成为必要步骤。国内外研究均提出，建立动态、持续、高质量的护士培养模式是提升护士能力，适应新形势下护士模式改变及推进加速康复外科实践的不二选择。建立动态的、结构性的持续教育模式才能适应加速康复外科进一步发展的护理人才需求，即系统化整合各层次护理教育，实现不同层次教育目标、教育方案间的差别、过渡和整合；不同层次护理教育的任务不仅局限于掌握本层次的知识和技能，还要结合上、下层次教育专业理论、专业技术和实践能力，制订合理的持续教育计划；另外，不同层次的护理教育间要共享资源，积极开展多种形式的联合办学或交流。唐红梅等研究尝试构建护理教育终身发展体系图，包括"中职-高职-本科-研究生"护理教育层次性体系，整合"学校护理教育-行业护理教育-社会护理教育-计算机网络护理教育"，旨在保持护理队伍的知识更新、健康成长，满足发展需求。同时，有专家指出，在未来，随着加速康复外科事业的蓬勃发展和普遍推广，更多适用于加速康复外科临床实践的教材、更为全面介绍加速康复外科主旨内涵的资料和课程应用于护士教育和培训中；也可尝试设立加速康复外科护理考试课程、专科继续教育课程，甚至将其作为职业认证考试的一部分。

第三节 加速康复外科护理之未来

加速康复外科带来的医疗、管理实践革新，也促使护理向专业化、专科化发展。加速康复外科下专科护士工作模式的核心本质是与医生及其他医务工作者共同合作，确保患者在治疗全程获得及时、高效的照护。专科护士可在围术期，根据患者的疾病类型、个体化需求等，为患者实施疼痛护理、经外周置入的中心静脉导管（peripheral inserted central catheter，PICC）护理、麻醉监测、伤口造口护理、危重症护理、营养护理、康复护理、睡眠管理、心理护理等个体化的优质护理服务，其中典型代表是日间手术专科护士。日间手术模式相较于传统择期手术的管理更加注重实践工作，这就对护士提出了新的要求；日间手术护士在术前访视、急救物品及药品的认识与管理、及时发现并预防并发症、出院指导及随访方面承担了更为重要的角色任务，通过随访把握患者身体状态、心理状态及诊疗措施等。随访确保了医护团队能够动态、持续、系统地了解患者出院后病情的发展变化、患者在不同健康照顾场所之间转移或在不同层次健康照顾机构之间转移时所接受的协调性和连续性的健康服务，能够预防或减少并发症甚至降低再入院的风险。研究指出，应建立合理的培养培训体系，培养足够多的日间手术护理人才，进一步完善术后随访相关工作，以适应飞速发展的日间手术服务。未来，将计算机网络技术、短信平台技术、计算机数据库技术等整合到加速康复外科，建立一个个性化服务的随访平台，使患者足不出户就能拥有与医院有效的沟通渠道，不仅能够帮助患者更好地康复，为患者提供全面的健康指导，提供优质的健康医疗服务，而且可以收集患者对医院运行管理状况的意见和科研素材，更进一步改进医院的管理流程和服务质量。

同样，随着加速康复外科实践的落实，专科护士在特定情况下工作实践范畴会有一定程度的扩大，专科护士甚至可以独立应对与解决临床专业化问题，在这一专科领域中充当医生、护士、患者/家属的咨询者、教育者、多学科协调者，如医生授权专科护士为患者安排常规检查及用于预防常见症状的药物。两项涉及药物审查与调整的研究结果显示，高级护理实践专家负责患者用药对患者和医疗体系管理质量无影响；建议高级护理实践专家与药剂师共同合作设计加速康复外科下患者用药的合理模式。加速康复外科模式下，护士在预测健康需求、评估健康状态及协调患者获得医疗服务等方面的专业表现力及专业价值更高，同时护士的专业知识、评估、判断和管理能力具有决定性作用；专家认为专科护士专职专岗化能够识别、预防及解决潜在的危险问题。加速康复外科下的护理工作模式应是具有弹性的、以患者需求为中心的，能够充分契合患者的照护要求，专科护士角色是综合考虑了加速康复外科患者健康需求的复杂性，专业知识、技能需求的专业性，独立评估和临床决策的判断力，组织领导能力，循证实践、咨询、教育及沟通能力等综合素质，是加速康复外科推广中必不可少的力量。随着加速康复外科模式的推行及大数据信息流深度嵌入医疗流程，将构建区域内不同医疗资源整合配置的医疗联合体，制定延续护理的标准流程、评价指标、护理目标，培训专门的延续护理人员并进行信息采集，以实现医疗服务的统一性、连续性、完整性，满足出院患者的下一步服务要求。打造加速康复外科模式患者出院-社区-家庭延续性护理服务系统，配套依托于互联网技术的远程网络信息平台与智能居家监测系统，是促进医疗资源进行优化配置，推动实现精准医疗和主动健康管理的必由之路。

加速康复外科的临床管理思路与疾病诊断相关分组（diagnosis related group，DRG）不谋而合，临床路径及 DRG 付费是加速康复外科临床应用的表现形式；加速康复外科护理与 DRG 付费是相互影响的。由于加速康复外科护理的特性，加速康复外科护士不仅会对患者的合并症与伴随症进行护理，同时也会对患者的并发症风险保持高度警惕，有预见性地做好危重患者护理，保障 DRG 付费管理顺利实施；加速康复外科护理相关理念的应用对 DRG 预付费制度的全面实行有促进作用，加速康复外科护理形成的预见性、规范化、个体化的护理实践有助于 DRG 预付费制度的标准化落实，护理工作的重要性日益凸显。同时，实行 DRG 付费管理制度能够使护士通过入院信息对患者进行预分组，DRG 分组规则兼顾疾病诊断、疾病治疗和患者个体特征等信息，根据 DRG 分组制订护理计划更加全面周到；DRG 分组权重值可以反映疾病诊治技术难度和医疗资源消耗情况，可安排相应能级的护理人员，推动优质护理服务快速落实，优化护理资源配置。DRG 的运用可以建立更为科学和可量化的评价方式，可进一步优化护理人力资源配置，建立一个重实际、重贡献、重绩效的考核机制。同时，对护理人员工作量的考评不单是参考护理患者的数量，还可评价护理对象的难度，更客观地反映护理工作量和患者病情严重度的关系，有助于提高护士职业价值感和存在感。

第四节　结直肠围术期运行中加速康复外科护理管理与实施

结直肠外科近年来向微创化、个体化方向推动和发展，标志着现代精准医疗与循证医学的发展方向，从单中心、少样本的研究，到各种国际化指南的发布，再到互联网数据库的建立，已趋于成熟和完善。在这种大环境下，结直肠外科护理工作也经历了从萌芽到发展，从点到面的过程，并在这条道路上不断前行，促进加速康复外科的推广落实。结直肠外科护理的发展与加速康复外科推广相辅相成，共同提高，引领中国医疗服务事业立足于世界前列，充分发挥我国医疗资源配置，为"健康中国"伟大蓝图贡献力量。结直肠肿瘤等相关疾病及手术会对患者产生许多不良影响，使患者产生极度焦虑和恐惧等负性心理，而手术因素的影响与手术康复密切相关。围术期患者手术前，面临着疾病带来的担忧与恐惧，术中的麻醉、疼痛刺激等干扰，术后对疾病预后的担忧及家庭经济等各方面的压力，使其处于强烈的心理应激状态，从而导致一系列神经内分泌功能的紊乱，免疫力下降，这就需要我们对患者进行针对性的加速康复外科护理管理。

结直肠加速康复外科护理管理是对患者围术期进行风险评估和干预，通过一系列的优化举措，减少手术创伤应激、促进身体各器官功能早期康复、减少并发症的护理管理过程。护理评估是系统地收集评估对象的资料，并对资料进行分析、判断的过程。全面准确的护理评估是护理程序的第一步，也是加速康复外科护理管理的基础。其目的是通过针对性、计划性、系统性地收集资料，发现和确认患者的健康问题，通过护理评估提出护理诊断，对实施中的护理实践风险进行预测和防控。护士在临床工作中与患者进行有效的交流和沟通，通过入院护理评估及每日护理评估，收集患者系统性、专科性的健康状况资料，并对患者的病情及加速康复外科需求做出精确的判断。资料来源一般为患者（若非患者，应注明其与患者的关系及可靠程度）。具体措施如下。

一、入院评估

入院评估主要评估患者的一般资料，包括以下方面。

（一）基本信息

患者姓名、年龄、性别、入院诊断、入院时间、入院方式、住址、过敏史、既往史、既往 1 个月内疼痛评估体验（包括疼痛部位、疼痛频率、是否影响睡眠、是否使用药物控制）等。

（二）社会心理评估

民族、职业、文化程度、婚姻状况、子女、患者对疾病及健康的认识、精神及情绪状态、宗教信仰及宗教需求、费用类别、社会支持、联系人及电话等。

（三）疑似药物/酒精等依赖评估

患者吸烟、饮酒、吸毒史。

（四）特殊人群评估

（1）青春期：评估学习情况、与家庭成员的关系。
（2）虚弱老人：评估定向力，情感或精神疾患。
（3）评估有无自伤、伤人、定向力障碍、精神科就诊史。

（五）出院计划

评估患者出院后去向、出院后照料者、交通工具、康复器具，为早期制订出院康复计划提供相关资料。

二、初始护理评估

患者入院8h内护士完成首次护理评估，主要针对本次入院相关的主诉、简要病史、诊断、入院后的主要治疗和护理处置进行评估记录，如有特殊需要可根据实际情况添加。通过首次护理评估明确患者围术期的护理需求及重要关注点。

（一）基础评估

基础评估包括意识、体温、脉搏、呼吸、血压、血氧饱和度、睡眠等。

（二）营养筛查

入院时护士通过测量患者体重、身高计算得出患者的体重指数（BMI）进行营养初筛。年龄≥14周岁的患者若BMI<18.5kg/m²或>28.0kg/m²应向医生汇报；年龄<14周岁的患者若BMI<12.7kg/m²或者大于23kg/m²也应向医生汇报，并进行营养干预。

（三）疼痛评估

（1）疼痛评估工具：对具备自主交流能力的患者可采用0～10分数字评分法（NRS）、语言描述法（DPIS）、视觉模拟评分法（VAS）、脸谱法等评估工具。
（2）评估患者疼痛的部位、性质、强度、持续时间和发生频率。
（3）评估疼痛伴随症状，如有无恶心、呕吐、气促、心慌、头晕、乏力等。
（4）评估疼痛治疗的效果及不良反应。

（四）功能评估

功能评估包括日常生活能力评估及高危跌倒坠床评估。

1. 日常生活能力评估　护士采用日常生活能力（ADL）评定量表[巴塞尔指数（Barthel

index）]评估患者的日常生活状态和自理能力。100分表示日常生活活动能力良好，不需要依赖他人；61～99分表示有轻度功能障碍，但日常生活基本自理；41～60分表示有中度功能障碍，日常生活需要一定的帮助；21～40分表示有重度功能障碍，日常生活需要依赖他人。巴塞尔指数评估达到"中度或重度功能缺陷"的患者，护士应及时报告主管医生，实施相应护理干预及治疗，并制订合理的快速康复进程计划。

2. 高危跌倒坠床评估　针对各项危险因子，如年龄、活动障碍/肢体偏瘫、头晕、眩晕、直立性低血压、意识障碍、视力障碍、特殊药物使用等高危因素进行跌倒坠床风险评估，若评分≥4分，应实施有效的预防措施，避免跌倒等意外损伤，确保患者快速康复。

（五）专科系统评估

专科系统评估包括心血管、呼吸、神经、消化、内分泌等各系统的评估，具体内容详见每日护理评估中各专科系统评估。

三、每日护理评估

护士结合各疾病专科特点，通过询问、观察、护理体检等方法，针对疾病的专科性和快速康复评估需求进行每日护理评估。

（一）基础评估

根据患者的病情及护理等级评估患者的意识、体温、脉搏、呼吸、血压、血氧饱和度、睡眠、微量法血糖、尿量、CVP、出入液量等。

（二）疼痛评估

疼痛评估包括患者的疼痛评分、每日应用的镇痛药物、自主入睡的时间等。

（三）伤口评估

术后需每日评估伤口的部位、类型、大小、周围组织、有无渗液和异味、敷料的应用及状态等。

（四）输液评估

每日评估输液管道留置部位，固定、通畅、局部情况，并发症及处理。

（五）管道评估

每日评估管道的部位，包括胃管、鼻肠管、腹腔引流管、腹腔穿刺管等，并观察引流液的性质及颜色，做好护理记录，发现异常立即与主管医生沟通及时处理。

（六）专科系统评估

1. 心血系统评估　测量心率、脉率、血压，评估患者是否有胸闷、气促、心悸、头晕等症状；评估患者周围循环，了解患者心功能，预防心血管意外。

2. 呼吸系统评估 评估呼吸次数；评估是否存在胸闷、气促等症状；了解咳嗽、咳痰情况，听诊肺部是否有啰音；评估肺部疾病患病史；对于高龄、有吸烟史的患者，术前评估患者的肺功能，如肺活量、用力呼气肺活量、每分钟最大通气量、肺弥散量等，必要时给予肺康复训练。

3. 消化系统评估 评估食欲，有无恶心、呕吐，以及呕吐物的颜色、性状、量；排便情况；有无腹胀、腹部膨隆，肛门排气、肠鸣音，腹壁静脉曲张等。

4. 其他系统的专科评估 如生殖系统评估、骨骼肌肉系统评估等，护士结合各专科特点进行其他系统的专科评估。

（七）功能评估

巴塞尔指数评估达到"中度或重度功能缺陷"的患者，每日进行日常生理能力评估，巴塞尔指数评估日常生活中自主活动能力良好或仅存在轻度功能缺陷的患者，每 2 周复评；跌倒危险因子评分≥4 分，每日评估跌倒风险，跌倒危险因子评分<4 分，每周复评。

四、术前再评估

手术前评估是保障患者手术安全和促进加速康复的重要护理实践，主要护理评估内容包括：

（1）评估患者意识、精神状态和生命体征，心、肺、肝、肾等重要脏器功能及人体内水电解质、酸碱平衡状况。

（2）评估近期有无呼吸道及肺部感染；评估患者有无牙齿缺少或松动，有无安装义齿。

（3）评估术前禁食 6h，禁饮 2h。若有高血压、心脏病、癫痫等慢性疾病，评估是否已经按时服用相关药物。

（4）手术当日早晨测体温、脉搏、呼吸、血压，评估病情变化。

（5）评估患者个人准备（男性患者剃须，女性患者擦去指甲油、口红，去除指甲贴、义齿、手表、眼镜、饰品等处理妥当）。

（6）确认手术交接单各项评估是否完整。

五、常见的护理问题

手术本身及术后并发症带来的不适症状会严重影响患者的就医体验和满意度，也会降低 ERAS 各项举措的依从性，故而不适症状管理也是加速康复外科护理实践中的重要环节之一。通过护理评估，结合各专科体征、症状，提出相关的护理问题，明确相关因素，设定预期目标及目标达成时间，制订个性化的护理计划，并给予患者有效的、明确的护理措施，有利于患者的快速康复。围术期常见的护理问题列举如下。

（一）营养失调：低于机体需要量

1. 相关因素　对营养认识不足，摄入不足，代谢需求增加，消化吸收障碍，BMI＜18.5kg/m^2。

2. 预期目标　患者知晓营养相关知识，BMI≥18.5kg/m^2，血浆白蛋白指标≥35g/L。

3. 护理措施　了解患者的饮食习惯及进食情况；向患者讲解各种营养素在治疗中的意义及缺乏的危害性；根据饮食习惯，设计合理的膳食结构；鼓励适当活动，促进消化吸收；观察皮肤弹性、毛发光泽、指甲颜色；监测血电解质、血生化指标变化；按医嘱执行支持疗法，静脉补充液体、白蛋白、血浆、全血等；合理执行肠内营养。

（二）调节障碍：高血压

1. 相关因素　动脉硬化，肾上腺肿瘤，肾病综合征，精神紧张，手术刺激，高血压史。

2. 预期目标　收缩压维持在 90～140mmHg，高血压的症状缓解，血压波动在基础血压的 10%左右，舒张压维持在 60～90mmHg。

3. 护理措施　观察血压变化，必要时行心电监护；按医嘱准确及时应用降压药物，并观察药物疗效；观察有无头痛、头晕、恶心、视物模糊等症状；嘱患者注意休息，避免情绪激动和剧烈活动；做好饮食指导，宜清淡、低盐、易消化饮食，戒烟、戒酒；保持排便习惯及大便性状正常，排便时避免过度用力；指导患者养成良好的生活习惯，劳逸结合，适度活动。

（三）调节障碍：酸碱代谢失衡

1. 相关因素　脏器功能衰竭，消化道瘘，电解质紊乱，循环功能衰竭，消化道梗阻。

2. 预期目标　血气分析监测正常，机体内环境稳定。

3. 护理措施　观察意识、呼吸频率、节律、深浅、气味变化，注意皮肤有无潮红或发绀；观察尿量及血电解质变化；严格监测治疗中动脉血气分析指标的动态变化，及时纠正电解质和酸碱失衡情况；根据酸碱失衡类型，按医嘱正确执行各类治疗；积极治疗原发疾病。

（四）调节障碍：电解质紊乱

1. 相关因素　禁食，腹泻，呕吐，消化道瘘，酸碱平衡失调，药物副作用，梗阻。

2. 预期目标　电解质监测正常，电解质紊乱所致相关症状缓解。

3. 护理措施　评估电解质紊乱的原因，积极治疗原发疾病；观察患者的意识、肌力、感觉、腹部体征及肠鸣音的情况；观察患者的心率、心律变化，必要时进行心电监护；正确、及时采集电解质标本，及时关注结果；根据医嘱补液，合理安排输液速度及量，必要时记录出入量；指导合理的饮食结构。

（五）调节障碍：高血糖

1. 相关因素　糖尿病，胰腺炎，手术应激，胰高血糖素升高，肾上腺皮质肿瘤，甲状腺功能亢进。

2. 预期目标 无血糖异常的相关并发症，血糖维持在目标值。

3. 护理措施 监测血糖变化，观察高血糖的症状，注意患者意识变化及多食、多尿、多饮症状；嘱患者养成良好的生活习惯，适度运动，控制体重；做好饮食指导，嘱患者选择低脂、低糖的饮食，适当控制饮食量；按医嘱正确使用胰岛素、口服降糖药物，用药后注意观察有无头晕、冷汗、恶心、虚脱等低血糖反应。

（六）胸闷

1. 相关因素 疾病因素，腹腔、胸腔积液，疼痛，发热。

2. 预期目标 自觉症状减轻或缓解；呼吸平稳，无缺氧表现，$SpO_2 > 94\%$；血流动力学趋于稳定。

3. 护理措施 观察胸闷程度及伴随症状；监测血压、心率、脉搏及血氧饱和度；听诊肺部呼吸音及心音变化；取合适卧位；根据病情吸氧，选择合适流量；按医嘱正确、及时用药，观察、记录药物不良反应；必要时协助医生行胸、腹腔穿刺。

（七）急性疼痛

1. 相关因素 手术，创伤，炎性渗出液刺激，引流管牵拉，疾病所致感觉异常。

2. 预期目标 疼痛缓解或受控制、疼痛评分≤3分；休息、睡眠不受影响；患者学会评估疼痛的方法，并能诉说自身的疼痛程度。

3. 护理措施 评估疼痛的部位、性质、程度及伴随症状和体征，倾听患者对疼痛的诉说，解释疼痛原因；教会患者评估疼痛的方法，让其学会并能评估、诉说自身的疼痛程度；给予患者舒适的卧位，指导其正确固定引流管，避免因固定不当造成引流管扭曲，从而减轻疼痛；指导咳嗽时正确按压保护切口以减轻疼痛；指导患者分散注意力，教会其放松的方法，如深呼吸、听音乐等；遵医嘱予以按时、多模式镇痛；观察及记录药物疗效及不良反应。

（八）便秘

1. 相关因素 卧床时间长，活动量少；手术；环境改变；药物影响；疼痛。

2. 预期目标 大便形态恢复正常，至少2~3天排便1次。

3. 护理措施 确定规律的排便时间；鼓励患者早期下床活动，促进肠蠕动；指导患者做下腹部的按摩；观察及记录患者排便情况并注意大便颜色、性质及量的变化；因疼痛影响排便时，按医嘱给予镇痛药；按医嘱给予缓泻剂，观察药物的疗效及副作用；大便硬结时可给予开塞露或灌肠剂，必要时协助取出干硬的大便；鼓励患者多饮水，进食粗纤维食物，多进食水果、蔬菜。

（九）清理呼吸道无效

1. 相关因素 伤口疼痛导致咳嗽受限，身体虚弱，痰多、黏稠。

2. 预期目标 患者呼吸道通畅，呼吸平稳；分泌物能及时排出，肺部听诊无啰音；能掌握有效咳嗽排痰的方法；未发生发绀、气促等缺氧症状；血气分析指标正常。

3. 护理措施　观察呼吸深浅、节律，听诊双肺呼吸音；病情允许情况下予半卧位，协助患者翻身、拍背，有效咳嗽；鼓励患者咳出呼吸道分泌物，保持呼吸道通畅；给予吸氧治疗；必要时予以雾化吸入；注意观察意识、生命体征及缺氧症状有无改善；咳痰时指导并协助患者正确按压伤口，必要时使用镇痛剂减轻咳嗽时的疼痛；按医嘱及时正确使用化痰药物和抗生素；鼓励并协助患者多饮水，保持病室清洁，维持合适的温度及湿度。

（十）有感染的危险

1. 相关因素　营养不良，疾病所导致的各种防御能力下降，切口愈合欠佳，与侵入性导管有关。

2. 预期目标　患者掌握防范感染的相关知识，住院期间无感染发生，体温≤37.5℃。

3. 护理措施　经常洗手，定时通风；改善营养状况，提高机体抵抗力；严格执行无菌操作；按规范要求执行"七步洗手法"；观察口腔黏膜有无异常，保持口腔清洁；做好皮肤、呼吸道护理，防止感染发生；监测体温变化，早期发现感染症状；做好侵入性导管的护理；保持伤口敷料清洁、干燥，如有渗出及时更换；遵医嘱规范使用抗生素，注意药物疗效和不良反应。

（十一）体温过高

1. 相关因素　疾病，手术，感染。

2. 预期目标　维持体温于理想水平，体温≤37.5℃。

3. 护理措施　保持理想的病室温度；严密观察体温变化，正确记录，及时报告；严密观察热型及伴随症状，以协助诊断；体温超过38.5℃予以物理降温或药物降温，并观察降温效果；出汗后及时更换衣服，注意保暖；协助口腔护理，多漱口，保持口腔清洁；给予清淡易消化的高热量、高蛋白的清质流食；遵医嘱静脉补液，按医嘱正确使用抗生素；必要时吸氧治疗；减少衣着及盖被，鼓励多饮水。

（十二）体液过多

1. 相关因素　水、钠摄入量过多，肾功能不全、肾衰竭，蛋白质摄入量少，内分泌紊乱，蛋白质合成减少，心输出量下降，毛细血管滤过压增高。

2. 预期目标　水肿消退，生命体征在正常范围，呼吸音清，皮肤无破损，水、电解质平衡，腹围减小，体重减轻。

3. 护理措施　取合适的体位；评估生命体征、意识、尿量/出入量变化，保持水、电解质平衡；观察局部组织肿胀/渗出情况；按医嘱应用强心、利尿药；限制摄入水量，鼓励进食低盐、高蛋白饮食；衣着宽松、舒适，床单平整、干燥，保护皮肤，避免受损；经常变换体位，预防体位性水肿及局部受压；限制静脉输入的液体量，必要时少量多次输入白蛋白、血浆。

（十三）活动无耐力

1. 相关因素　缺氧，精神因素，年老衰弱，身体虚弱，手术，疾病。

2. 预期目标 活动能力增加，进行循序渐进的活动。

3. 护理措施 评估活动能力、活动时间及活动后反应；安排合理的作息时间，保持环境宁静、集中护理，减少不必要的活动，保存体能；活动后给予足够休息，必要时吸氧；制订合适的锻炼计划，鼓励渐进性活动；指导省力技巧及合适运动；饮食少量多餐，以减少耗氧量，维持身体足够的营养，给予高碳水化合物、高热量、高维生素饮食。

（十四）睡眠形态紊乱

1. 相关因素 环境因素，生理因素，心理因素，诊疗因素。

2. 预期目标 患者能识别引起睡眠不足的潜在因素，患者知道诱导睡眠的技术，患者表现出能保持活动和休息的最佳平衡，患者有足够的睡眠休息，舒适情况得以改善。

3. 护理措施 认真观察和记录患者的睡眠情况，评估睡眠形态及睡眠紊乱的原因；详细介绍病区环境及有关检查、手术的过程及配合，减轻患者紧张、焦虑情绪；创造良好的睡眠环境，保持病室安静，舒适，光线适宜，通风良好，必要时转往较宁静的床位；妥善安排诊疗、护理操作时间，减少对患者睡眠的干扰；做好心理疏导，稳定患者情绪，避免各种不良刺激，不喝浓茶、咖啡等；及时处理各种影响睡眠的因素，必要时酌情选用安眠药，指导松弛运动；睡前让患者适当听一些催眠乐曲，以帮助入睡，睡前用温水洗脚，督促患者遵守作息制度，逐渐养成良好的睡眠习惯；根据个体情况进行有效干预，如减轻疼痛、改善缺氧、缓解腹泻等。

（十五）知识缺乏

1. 相关因素 认知障碍，对信息资源不熟悉，文化程度低，未受过加速康复相关知识教育，智能低下，缺乏指导。

2. 预期目标 对自身疾病有正确了解，能复述相关知识；能主动配合加速康复治疗及护理。

3. 护理措施 通过交谈，确认患者的理解能力和知识缺陷程度；能够用通俗易懂的语言为患者解答疾病及加速康复的相关问题，如病因、临床表现、加速康复策略及获益；讲解麻醉和手术的大致方式及术中、术后可能遇到的情况及配合方法；术前指导患者床上使用便器、有效咳嗽、深呼吸、肺康复训练等；指导患者练习特殊体位；说明术后安置引流管的作用，如胃管、腹腔引流管、T管、伤口引流管等，防止非计划拔管；说明术后翻身、拍背、早期活动的意义，使其积极配合；根据疾病的特点介绍术前、术后饮食的注意事项，提供适合患者所需的学习材料；做好各项检查的相关宣教，使其能配合完成；根据疾病特点做好功能锻炼指导。

（十六）焦虑

1. 相关因素 失眠，对环境不适应，担心手术康复及预后，药物不良反应。

2. 预期目标 患者能自述引起焦虑的原因，患者能说出减轻焦虑的方法，患者表示对住院过程的理解，患者表示对诊断、检查、治疗及预后的理解，患者能正确对待所患疾病，患者的焦虑程度得到缓解。

3. 护理措施　热情接待患者，做好入院介绍，使患者尽快适应环境；准确评估患者的焦虑程度，了解焦虑源，消除刺激；介绍加速康复外科各项措施的配合方法及对术后康复的获益；各项治疗、检查及手术前，用简要的言语对患者进行解释，耐心解答，提高患者的依从性；鼓励患者多与其他病友接触、听轻音乐等放松技术，分散注意力；必要时请心理卫生科会诊，给予药物干预。

（十七）有受伤的危险

1. 相关因素　活动耐力不足，跌倒危险因子评分≥4分。

2. 预期目标　患者无意外损伤。

3. 护理措施　正确评估主客观危险因素，与患者或家属共同制订护理计划；嘱患者卧床休息，常用物品放在易取到的地方；患者如厕或外出，需有人陪护；保持地面干燥，拖地时做好标记，穿防滑鞋子；鼓励患者规律进食，预防低血糖；活动时遵循循序渐进的原则，运动量适度；根据病情及时调整血管活性药的剂量，及时评估坠床/跌倒风险。

六、围术期宣教

护士是与患者接触最早且最为密切的人群之一，也是健康教育的主导者。健康教育的重要性主要是使患者及家属充分理解 ERAS 的安全性，以及帮助他们了解早期康复的各项措施如何开展，积极参与治疗过程和治疗决策，配合 ERAS 方案的实施。术前对患者实施个体化宣教和患者自身积极配合是 ERAS 成功与否的关键因素之一。

（一）教育时机

1. 预住院期间　医生在门诊开具住院证或预住院单，由客户服务中心护理人员对患者及家属进行集中式健康教育，如院前检查工作流程，住院、预约住院流程等，并于健康教育中心进行不同疾病的个体化宣教。

2. 住院期间　患者入院时责任护士进行首次入院宣教；住院期间根据不同的治疗阶段，进行诊疗、护理操作、用药、术前、术后、出院前动态评估，不断强化宣教内容。

（二）教育形式

责任护士根据对宣教对象的评估，采用多元化的教育方式，包括口头、书面（宣教手册、宣教展板）、多媒体（移动 PC、平板电脑）、网络微信平台等多种教育方式的结合，提高健康教育的效果。在健康教育过程中，鼓励患者及家属提问，鼓励每一个受教育者现场操作。

1. 口头教育　采用大众化、通俗易懂的语言，避免采用专业术语。对评估有语言障碍的患者，需要请家属或朋友帮助。进行健康教育时，可采用"六步爱心沟通"流程进行规范化的沟通宣教：①首次接触患者，目光对视，称呼对方喜欢的称谓；②告诉患者"我是谁"；③告诉患者"我为什么来，我将要做什么，需要配合什么"；④询问患者需要什么，担心什么；⑤对患者的问题和要求给予恰当的反馈；⑥礼貌地离开。

2. 书面教育　根据不同疾病的专科特点，各科室可制作不同的有专科特色的 ERAS 宣教手册或宣教展板，避免千篇一律，放置于各病区的健康教育专栏中，供患者及家属随手取阅，及时了解 ERAS 的相关信息。

3. 影像资料及网络教育　制作卡通化、形象生动的教育视频，用于病区移动 PC 及平板电脑中，可进行随时随地的个性化教育。同时，可建立网络微信平台，患者及家属点击病区的健康教育网站，随时可查阅 ERAS 相关知识。

（三）教育内容

以哈尔滨医科大学附属第二医院普外三科（加速康复外科病房）为例，ERAS 术前健康教育内容如下：

1. 告知 ERAS 方案的目的和关键目标　加速康复外科理念是遵循循证医学证据，优化围术期的处理措施及治疗方法，缓解及控制手术患者生理和心理的应激代谢，以减少术后并发症，促进术后的快速康复，减少住院时间，节约医疗费用，其三大关键目标为：充分镇痛、功能恢复、早期活动。

2. 鼓励患者配合 ERAS 相关策略

（1）戒烟、戒酒：由于吸烟、饮酒会增加术后并发症，所以建议术前戒烟、戒酒至少2 周。

（2）肠道准备和术前禁食：术前一晚护士指导患者进食低脂易消化的食物，比如稀饭、面条等，术前只需禁食 6h、禁水 2h。因此，建议夜间 12 时开始禁食，手术当日晨 5 时开始禁水（针对第一台手术患者）。无特殊情况下，如果手术不涉及胃肠道，不需要灌肠或服用泻药。

（3）术前训练指导

1）术前指导患者学会床上排尿，女性患者床上使用便盆，男性患者床上使用尿壶，这将有利于降低术后尿潴留的风险，以便于术后早期拔除导尿管，防止导尿管相关性尿路感染。

2）指导患者进行有效咳嗽排痰训练：先做深吸气，而后胸腹肌骤然放缩，将气冲出气道，指导患者学会保护腹部伤口，以减轻咳嗽引起的疼痛。

3）指导患者配合使用呼吸训练器。

（4）疼痛宣教

1）使患者知晓疼痛对机体的影响：疼痛会导致失眠、焦虑、心率加快、血压升高、胃肠蠕动减弱、肌肉萎缩、关节僵硬等。持续的疼痛刺激可引起中枢神经系统病理性改变，急性疼痛有可能发展为难以控制的慢性疼痛，会严重影响躯体和社会功能，延长住院时间和提高医疗费用。告知患者不要忍痛，应在医生护士的帮助下，配合镇痛药物，积极进行功能锻炼，促进血液循环，改善睡眠，减少各类并发症，促进机体的恢复。

2）指导患者学习疼痛评分：术后患者可能会有不同程度的疼痛，为更好地控制疼痛，首先应该让患者学会如何表达疼痛。疼痛程度通常用 0～10 分表示，0 分表示无痛，1～3分表示轻度疼痛，4～6 分表示中度疼痛，7 分以上表示重度疼痛。当≥4 分时，应及时主动告知医护人员。

3）指导患者学会使用镇痛泵：术后使用镇痛泵会提供持续、安全、有效的镇痛，麻醉医师会定时到床旁检查仪器运转，如有需要可提供续泵服务；如疼痛程度评分≥4 分，应告知患者如何使用镇痛泵进行手动加药。

（5）术后早期活动：术后早期活动十分有利于早期肠道功能的恢复，并能预防坠积性肺炎及深静脉血栓的形成。手术完返回病房，意识清醒后指导患者配合床上翻身、肢体屈伸，告知患者每日配合达到以下活动目标：①术后第 1 日，床上活动，床上坐起；②术后第 2 日，床旁站立，下床累计坐 2h；③术后第 3 日，搀扶行走；④逐日增加活动量。另外，考虑到早期活动时的安全风险，必须告知患者改变体位时注意遵守"三部曲"，即平躺 30s，坐起 30s，站立 30s，然后再行走，防止发生跌倒不良事件。

（6）早期拔管：告知患者早期拔管的重要性及配合方法。①术后医生、护士会进行床旁评估，确认不再符合适应证时，即可拔除导尿管（通常在术后 24h 内），以防止导尿管相关尿路感染的发生。②无胃肠道手术，麻醉清醒前或术后第 1 日医生评估后拔除胃管；如涉及胃肠道手术，术后第 2 日医生评估后拔除胃管。

（7）术后营养支持：未涉及胃肠道手术，于术后第 1 日可进食流质+肠内营养粉；涉及胃肠道手术，于术后第 2 日进食流质+肠内营养粉；术后第 3～4 日，在医生、护士的指导下逐步进食半流质，如稀饭、面条、馄饨等；告知患者肠内营养由慢到快、由少到多的供给方式正好符合人体对营养的需求。护士会指导患者肠内营养粉正确的服用方法。

3. 告知预设的出院标准 如术后恢复达到以下标准，即可出院：①生活基本自理，能经口进食；②疼痛缓解或口服镇痛药能良好控制；③切口愈合良好，无感染（不必等待拆线）。预计一般情况下术后 5～7 日即可出院，胰十二指肠切除术后 7～9 日出院。

（四）健康教育评价

主要评估患者对 ERAS 方案的目的和关键目标是否了解；术前训练，早期活动的配合度评价；疼痛控制宣教掌握情况；康复各阶段可能出现的问题和应对策略掌握情况；预设的出院标准掌握情况等。

1. 责任护士 健康教育结束后，责任护士对健康教育掌握情况进行效果评价，未完全掌握者进行再次强化宣教。

2. 责任组长 采用知、信、行模式进行稽查，即知识掌握、行为效果、依从性的评价。

参 考 文 献

鲍扬，江志伟，谢立飞，等，2011. 达芬奇机器人系统辅助左半结肠切除术[J]. 腹腔镜外科杂志，16（4）：275-277.

黄海波，江志伟，鲍扬，等，2010. 经脐单孔腹腔镜直肠癌根治术[J]. 腹腔镜外科杂志，15（10）：746-748.

黄海波，江志伟，鲍扬，等，2011. 加速康复外科及腹腔镜在胃癌中的应用研究[J]. 腹腔镜外科杂志，16（11）：809-813.

江志伟，黎介寿，汪志明，等，2007. 胃癌患者应用加速康复外科治疗的安全性及有效性研究[J]. 中华外科杂志，45（19）：1314-1317.

江志伟，黎介寿，汪志明，等，2008. 加速康复外科用于直肠癌前切除病人价值探讨[J]. 中国实用外科杂志，28（1）：59-61.

江志伟，李宁，黎介寿，2007. 快速康复外科的概念及临床意义[J]. 中国实用外科杂志，27（2）：131-133.

蒋婧，2004. 肠外与肠内营养在腹部外科应用比例失调的原因分析[J]. 山东医药，44（27）：55.

黎介寿，2004. 肿瘤营养学的兴起及临床应用[J]. 肠外与肠内营养，11（1）：1-2.

黎介寿，2007. 营养与加速康复外科[J]. 肠外与肠内营养，7（2）：65-67.

刘洋，王梅，2006. 肠外与肠内营养药临床应用的现状分析[J]. 中国医药导刊，8（6）：459-462.

孙静，朱维铭，2015. 我国炎症性肠病营养支持治疗专家共识（解读）[J]. 临床内科杂志，32（3）：215-216.

王刚，江志伟，龚剑峰，等，2010. 在快速康复外科理念指导下的腹腔镜结直肠癌根治术[J]. 腹部外科，23（3）：164-166.

吴国豪，2006. 临床营养支持中值得注意的几个问题[J]. 上海医学，29（8）：511-514.

吴肇汉，2004. 营养支持的现状与展望[J]. 临床外科杂志，12（5）：257-258.

张允，李惠玲，童淑萍，2015. 营养不良通用筛查工具和营养风险筛查2002在炎症性肠病住院患者中应用效果的比较[J]. 解放军护理杂志，（10）：29-32.

中华医学会肠外肠内营养学分会儿科协作组，2006. 中国新生儿营养支持临床应用指南[J]. 中国当代儿科杂志，8（5）：352-356.

Altomare R，Damiano G，Abruzzo A，et al，2015. Enteral nutrition support to treat malnutrition in inflammatory bowel disease[J]. Nutrients，7（4）：2125-2133.

August D A，Huhmann M B，American Society for Parenteral and Enteral Nutrition（A. S. P. E. N.）Board of Directors，2009. A. S. P. E. N. clinical guidelines：nutrition support therapy during adult anticancer treatment and in hematopoietic cell transplantation[J]. JPEN，33（5）：472-500.

Bozzetti F，Mariani L，2014. Perioperative nutritional support of patients undergoing pancreatic surgery in the age of ERAS[J]. Nutrition，30（11-12）：1267-1271.

Gillis C，Li C，Lee L，2014. Prehabilitation versus rehabilitation：a randomized control trial in patients undergoing colorectal resection for cancer[J]. Anesthesiology，121（5）：937-947.

Guagnozzi D，González-Castillo S，Olveira A，et al，2012. Nutritional treatment in inflammatory bowel disease. An update[J]. Rev Esp Enferm Dig，104（9）：479-488.

Kehlet H，2011. Fast-track surgery—an update on physiological care principles to enhance recovery[J]. Langenbecks Arch Surg，396（5）：585-590.

Lan A，Blachier F，Benamouzig R，et al，2015. Mucosal healing in inflammatory bowel diseases：is there a place for nutritional supplementation?[J]. Inflamm Bowel Dis，21（1）：198-207.

Lassen K，Coollsen M M，Slim K，et al，2012. Guidelines for perioperative care for pancreaticoduodenectomy：Enhanced Recovery After Surgery（ERAS）Society recommendations[J]. Clin Nutr，31（6）：817-830.

Lee A，Chiu C H，Cho M W，et al，2014. Factors associated with failure of enhanced recovery protocol in patients undergoing major hepato biliary and pancreatic surgery：a retrospective cohort study[J]. BMJ Open，4（7）：e005330.

Liu X X，Jiang Z W，Wang Z M，et al，2010. Multimodal optimization of surgical care shows beneficial outcome in gastrectomy surgery[J]. JPEN，34（3）：313-321.

Marimuthu K，Varadhan K K，Ljungqvist O，et al，2012. A meta-analysis of the effect of combinations of immune modulating nutrients on outcome in patients undergoing major open gastrointestinal surgery[J]. Ann Surg，255（6）：1060-1068.

Martindale R G，McClave S A，Taylor B，et al，2013. Perioperative nutrition：what is the current landscape?[J]. JPEN，37（5）：5S-20S.

McClave S A，Kozar R，Martindale R G，2013. Summary points and consensus recommendations from the North American Surgical Nutrition Summit[J]. JPEN，37（5）：99S-105S.

Mortensen K，Nilsson M，Slim K，et al，2014. Consensus guidelines for enhanced recovery after gastrectomy：Enhanced Recovery After Surgery（ERAS）Society recommendations[J]. Br J Surg，101（10）：1209-1229.

Santa M D，Clarke H，Ritvo P，et al，2014. Effect of total-body prehabilitation on postoperative outcomes：a systematic review and meta-analysis[J]. Physiotherapy，100（3）：196-207.

Santa M D，Clarked P H，Ritvob Y W L，et al，2014. Effect of total-body prehabilitation on postoperative outcomes：a systematic review and meta-analysis[J]. Physiotherapy，100（3）：196-207.

Schricker T，Lattermann R，2015. Perioperative catabolism[J]. Can J Anaesth，62（2）：182-193.

Sousa Guerreiro C，Cravo M，Costa A R，et al，2007. A comprehensive approach to evaluate nutritional status in Crohn's patients in the era of biologic therapy：a case-control study[J]. Am J Gastroenterol，102（11）：2551-2556.

Taniguchi H，Sasaki T，Fujita H，et al，2014. Modified ERAS protocol using preoperative oral rehydration therapy：outcomes and issues[J]. J Anesth，28（1）：143-147.

Tonnesen H，Faurschou P，Ralov H，et al，2010. Risk reduction before surgery. The role of the primary care provider in preoperative smoking and alcohol cessation[J]. BMC Health Serv Res，10：121．

Triantafillidis J K，Vagianos C，Papalois A E，2015. The role of enteral nutrition in patients with inflammatory bowel disease：current aspects[J]. Biomed Res Int，2015（12）：1-12．

Wang G，Jiang Z W，Xu J，et al，2011. Fast-track rehabilitation program vs conventional care after colorectal resection：a randomized clini-cal trial[J]. World J Gastroenterol，17（5）：671-676．

Wilmore D W，Kehlet H，2001. Managment of patients in fast track surgery[J]. BMJ，322（7284）：473-476．

第七章 加速康复外科在结直肠围术期运行中的出院标准及行政管理

第一节 加速康复外科出院标准

加速康复外科（ERAS）的出院标准和传统出院标准完全一致：能进半流质饮食和排便、自由行走、停止静脉输液、口服镇痛药能有效镇痛，以及患者接受出院。江志伟教授团队根据其十余年的 ERAS 经验，总结制定了 ERAS 康复评价量化指标（表 7-1），以评价患者是否达到出院标准，达到者可给予出院前准备。

表 7-1 ERAS 康复评价量化指标

项目	评分				
	5 分	4 分	3 分	2 分	1 分
1. 饮食	半流质	全量流质	半量流质	温水	禁食
2. 活动距离（m）	800～1000	600～800	400～600	200～400	<200
3. 疼痛评分（VAS）	无痛（0 分）	轻（1～3 分）	中（4～6 分）	重（7～9 分）	10 分
4. 睡眠质量	优	良	中	不足	差
5. 输液（ml）	停止	500～1000	1000～2000	2000～3000	>3000

注：（1）评价时间：术后第 1 天开始，每天上午查房后进行评分，直至出院。
（2）评价方法：1～5 项得分相加，总分 20～25 分直接满足出院标准；15～20 分接近出院标准，可做出院前准备；小于 10 分不能出院。

ERAS 的成功实施使得患者住院时间缩短，因此患者出院后的进一步康复指导显得尤为重要。纵观 ERAS 的发展过程，其已从最开始的只关注围术期策略的改变逐渐过渡到重视患者院前干预、院中治疗及院外康复的整个过程；从关注术后康复的短期目标，逐渐过渡到关注患者院外康复的长远目标。ERAS 患者出院的标准及出院后的康复指导必然是基于术前、术中及术后的恢复情况，根据患者的个体情况制订个体化方案。

同时，我们还应注意到，在 ERAS 的实际实施过程中，患者达到出院标准、患者有出院意愿以及患者实际出院时间之间存在着时间延误，这不仅需要一个更加完善的出入院制度来缩短它们之间的差距，患者的主观感受及家庭照护条件等因素也均对其具有重要影响。

第二节　加速康复外科出院标准的挑战与对策

实施 ERAS 的本质是最大限度地减少患者的创伤和应激，加快、促进患者恢复。缩短住院日只是 ERAS 实施结果的一个方面。如果为了缩短住院日而牺牲了患者的远期疗效或再入院率，那就是盲目、片面、断章取义地理解 ERAS 的概念。同时，与发达国家健全的卫生体系不同，我国三级卫生服务体系仍不够完善，延续护理机制仍不健全，家庭护理条件相对薄弱，患者医疗相关专业知识水平较低，使得 ERAS 指南推荐的出院标准在国内执行得并不到位。对于患者及家属来说，让其充分理解和落实出院后的饮食、康复治疗还具有一定难度。患者出院后虽不一定出现切口疼痛、感染甚至其他严重并发症，但是患者在完全康复之前仍会对这些问题感到担忧，并且若出现相关问题，是否能够及时联系到医生并得到妥善解答与处理都是 ERAS 实施过程中患者所考虑和担忧的问题。比如各个指南与共识均提出，患者不必等到拆线后再出院，但是何时拆线以及去哪里拆线这一简单问题，对于患者来说可能就会变得比较麻烦和困难。对于医生来说，如何确保患者在出院后能够继续执行 ERAS 相关措施，患者出院后出现的并发症是否能够被及时发现与处理，尤其是对于由此而产生的医疗纠纷是否能够得到妥善处理，都是医生目前比较担心的问题。另外，常年超负荷工作，使得医生难以在患者出院后及时随访并定期监测其恢复情况。在这种情况下，让手术后的患者直接回家，对于患者和医生来说都是相当堪忧的。

出院前的有效的沟通不仅是医患建立信任的基础，更是提高患者依从性的必要手段。高质量的沟通指导，有利于提高治愈率，预防并发症，保证患者出院后继续遵医治疗。因此，提高患者出院后的依从性是确保 ERAS 患者安全出院的保证之一。然而高强度的临床工作，使得临床医生与患者沟通的质量难以保障，如何提高沟通质量和沟通效率一直是临床医生关注的热点话题。建议可从以下两方面入手：在沟通内容方面，应注意医患认知的不对等性及医学科学的复杂性，在充分了解患者个体情况后，制定条理清晰、内容全面的个体化心理及生理指导方案；在沟通技巧方面，对于本科室患者关注的普遍问题和热点问题可以采取视频、音频、宣传手册等多媒体手段进行讲解，提高沟通效率。同时，除了对患者耐心倾听、亲切交谈、热情鼓励、认真解释以外，还应注意对患者家属的指导，从而为患者创造康复训练的有利环境，以实现住院治疗到家庭康复成功过渡的最终目标。

出院后的管理也尤为重要，要综合考虑非计划的二次手术及再入院的可能，合理并详细制订出院计划及标准，并在术前及住院时就告知患者，是降低再住院率、增加患者安全感及满意度的一项重要措施。由于患者术后有不同程度的不适，在出院后许多治疗仍应继续进行并能得到支持服务，定期的随访计划是必要的。所以，建立 ERAS 术后患者随访及指导中心以及再入院绿色通道显得尤为必要。利用专人专职对患者出院后事项进行随访和指导，在减轻临床医护人员工作负担的同时，又能为患者术后加速康复提供保障，减轻了患者、家属及临床医生的担忧和负担。

第三节 行政管理在加速康复外科中的作用

在实施加速康复外科过程中十分强调多学科合作（MDT），强调外科、麻醉、护理、营养等多学科的协作与集成，将以前的各自作战、单兵作战，整合为集团作战及系统作战，以获得更好的收益。单靠一个人、一个科室很难顺利开展 ERAS。因此，医院行政管理部门的协调及组织显得十分重要，可以从政策、经济、硬件软件配套等各方面进行协调。在英国及加拿大甚至是在政府层面主导这一理念的推广及应用。在 2015 年的全国会议上，我国已有政协委员提出《实施加速康复外科，提升医疗服务质量》及《实施"加速康复外科"成就更好医疗》的全国政协提案并获得答复。2019 年 11 月，国家卫生健康委员会办公厅发布《关于开展加速康复外科试点工作的通知》，并首批选择骨科开展试点工作。以上说明，加速康复外科已经得到国家层面的认可与高度重视，必将成为未来外科的发展方向。

在我国，ERAS 虽然正如火如荼地开展，但也面临着一定的阻力导致其难以推行或推行效果不理想。这主要可能有以下几个原因：①国内医护人员思想上和学术上认识不足，加上传统理念和方法根深蒂固；②多学科间协作欠缺；③当前医疗环境所限，导致医护人员不敢改变，一味求稳；④现有诊疗模式的弊端；⑤缺乏配套政策、财政支持。

因此，从各个层面加强 EARS 相关行政管理，克服现有困难势在必行，只有这样才能促进 ERAS 的应用与推广。

一、科 室 层 面

ERAS 理念在我国发展的初期，多是以科室为单位进行推广的。科室是开展 ERAS 的最小基本单位，科室主任及护士长应积极牵头，成立科室内部的 ERAS 医护小组。在开展初期，切忌求多、求全、求快，应结合本科室疾病特点，从某一种疾病出发，参照国内外的经验及指南，详细制订 ERAS 流程及管理方案，待取得成功经验后，再逐步扩展到多个疾病，循序渐进、有条不紊地开展 ERAS。

开设 ERAS 门诊，门诊是患者就医过程中直接接触的第一环节，是医院工作的重要组成部分，它在整个医院中起到重要作用，代表了科室、医院的形象。ERAS 专科门诊应突出其特色，其日常工作除了对潜在的符合纳入 ERAS 流程的患者进行筛选、评估，对患者进行术前宣教并完善初步检查外，还应担负起宣传与科普的任务，向就医者普及 ERAS 相关知识，促进 ERAS 项目推广。患者在门诊会接收到大量信息，但往往只能记住诊断信息以及是否需要手术，并且在住院前，他们通常比较关心住院时间及住院费用，这时便是介绍 ERAS 的最好时机。并且除了当面介绍，还应发放纸质资料加强患者对 ERAS 的理解。

成立 ERAS 随访中心，并指定专人负责，积极对出院患者进行随访，提供指导，保障患者顺利康复。临床医护人员应认识到，术后随访与指导和住院期间的治疗具有同等地位，是保障 ERAS 实施不可或缺的重要环节。

积极与兄弟科室建立联系，成立 MDT 协作组，针对不同疾病、不同患者制订个性化 ERAS 方案，既致力于解决患者的外科问题，还要兼顾患者的内科合并症。尤其是在患者病情复杂的情况下，如何保证患者围术期的安全，尽可能创造良好的手术条件，不仅取决于外科医生的临床能力，更取决于不同专业之间良好的交流和协作。平衡手术风险与内科疾病治疗之间可能出现的冲突，并根据患者的具体情况制订相应的预案，使每位患者都能从 ERAS 中获得个体化、精准化、科学化的治疗方案并从中受益。

二、医 院 层 面

医院领导应具有战略眼光，要充分认识到 ERAS 是未来医学的发展方向，是体现医院学术及医疗水平的标志之一。由院领导牵头，成立 ERAS 领导小组，并纳入相关科室负责人，从院领导层面，给予理解、支持和有效的协调管理，协调各科室间的合作。领导小组的主要目标是依据已确定的 ERAS 理念，并结合医院现有条件制订 ERAS 实施计划，识别计划实施过程中的潜在障碍并积极解决，最终达到成功开展 ERAS 的目的。

建立 ERAS-MDT 诊疗模式，这项工作仅仅依靠几个医生或者一个科室是无法完成的。在建立 MDT 团队的过程中，要注意各学科之间的匹配性和互补性。一个合格的 ERAS-MDT 团队应至少包括外科医生、麻醉医师、专科护士、物理治疗师、营养治疗师。在 ERAS 方案制订和实施过程中，所有相关职能部门和团队成员之间的密切合作非常重要，来自不同临床专科的团队成员具有相同的工作目标，既有分工又有合作，可以充分发挥学科交叉和互补的作用。除此之外，还要注意避免松散化、流于形式的工作模式，可考虑给予独立建制和考评制度。ERAS 理念是依靠多学科团队合作而非个人实现的，任何人的缺席都不应影响方案的顺利完成，团队的每位成员都有责任保障方案的成功实施。

建立 ERAS 示范中心，医院管理部门可以组建一支思想活跃、积极进取的先行团队，率先开展并积累 ERAS 经验，让更多人看到并了解其优势，并投身其中。此外，在推动 ERAS 过程中，一个长期的良好的激励机制是必不可少的。特别是在实施初期，良好的激励制度可以调动科室及人员积极性，有助于发展医疗理念，提高技术能力。

建立健全 ERAS 工作体系，优化围术期诊疗流程，成立由外科医生、麻醉医师、专科护士、营养治疗师及康复治疗师共同坐诊的 ERAS 联合门诊。在院前完善患者各项术前检查、麻醉评估、营养筛查与干预、健康宣教等工作，减少术前等待时间，并可以为后续一系列 ERAS 措施的实施奠定良好基础。建立出院后营养指导、康复训练、再入院绿色通道等一系列方案，减轻患者担忧及紧张情绪，进一步保障并促进 ERAS 的顺利进行。

制定 ERAS 安全评价标准，以评估 ERAS 实施过程中的各项内容是否达标，确保 ERAS 项目的顺利实施并最终达到加速康复的目标。定期总结经验、教训，积极协调 ERAS 开展过程中的各种问题。建立安全制度及安全文化，在院内积极组织 ERAS 相关知识的学习，并定期派遣医务人员前往国内外在 ERAS 领域已经取得成功经验的医疗卫生单位进行参观学习，取长补短，也可以邀请国内外知名专家到医院举办讲座、培训，传授经验，帮助医务人员正确认识和全面理解 ERAS 理念，并及时了解其前沿动态，加强和提高医疗服务的规范化、标准化及同质化。保证患者利益最大化，风险最小化，确保实现"安全第一，兼顾效率"。值得注意的是，ERAS 实施的成功与否不应仅由临床医生、护士，或者管理人员来定义，而应该最终取决于患者本身的情况。每位患者的期望、焦虑及功能恢复等问题都应得到处理。所以，加速康复能否成功，应更多地聚焦于医疗服务质量及患者所期望的康复水平，而不仅是局限于缩短住院时间上。

建立 ERAS 宣传平台，可以通过医院官网、微信公众平台、网络媒体等多种媒介进行科普宣传，定期举办 ERAS 理念宣讲活动，既面向院内各学科，加强学科间的沟通与合作，又面向患者及家属，让患者与家属能够更深层次理解 ERAS 并积极配合，提高其依从性。

另外，改变现有的诊疗方式可能需要医院短期投资以支付人员培训费用、购买额外的设备和资助宣传或其他教育活动，投入的多少与医院目前的基础情况相关。而对于患者来说，优化院前健康状态，纠正基础疾病（如糖尿病、低蛋白血症、贫血），以及术前术后口服营养制剂的费用也是一笔不小的支出。因此，医院领导要积极与卫生主管部门和医疗保险部门沟通，以获得行政政策及经济上的支持。ERAS 概念打破了既往的许多传统惯例。尽管其得到了学术界大量证据的支持，一些单位在实践过程中也取得了很好的效果，但其推广和普及尚需国家卫生行政部门制定相关的法规和政策。事实上，ERAS 能够节省住院时间和医疗费用，促进患者更好更快地康复，具有良好的卫生经济学效益。这与以缓解群众"看病难、看病贵"为初衷的新医改目标十分契合。只有在政府主管部门的支持下，医院管理者才能积极改革，医务人员才能更有底气和信心，患者也更容易接受。

三、卫生主管部门层面

要及时了解国内外 ERAS 开展情况及政策方针，积极引进学习，并结合我国国情，与深化医疗改革相结合，制定本土化的方案政策。要及时了解国内加速康复外科医疗卫生资源配置情况，并在各方面给予保障。

首先，可以选取部分医院，尤其是国内具有影响力的综合性医院，作为开展 ERAS 的试点医院，定期总结经验，并逐步推广至全国各层级医院，避免盲目地大范围快速推广。

其次，建立 ERAS 临床路径，这必将推动 ERAS 的进一步发展。许多医院在开展 ERAS 初期试图通过逐步引入某些措施实施加速康复。当大家发现文献中的结果不能在自己的工作实践中复制或加重了临床负担，以及患者预后并没有明显改善时，可能会导致决策困难，进而导致 ERAS 方案实行受阻。更好的办法是制定一个全面的临床路径，目前我国卫生健康委员会已颁布多个疾病的临床路径，但尚缺乏 ERAS 相关的临床路径。实际上 ERAS 理念已经历了 20 余年的发展，国内外也发表了多个共识及指南，临床路径制定的条件已经具备。同时，其制定也十分必要，有助于将学术化的指南意见转变成一套标准化、具备可操作性的治疗模式与程序，起到规范医疗行为、减少变异、降低成本、提高质量的作用。尤其是在新医改与医保改革背景下，建立各疾病的 ERAS 临床路径与医保 DRG 付费政策十分契合。结合国内外现有的指南及实验资料与数据，吸取国内外经验，制定 ERAS 相关诊疗规范，建立符合我国国情的 ERAS 临床路径，统一标准，统一要求，规范医疗行为，促进医疗质量提高。同时，也应注意到患者的个体差异，不能教条地将指南、共识应用于所有患者，要针对不同患者、不同疾病、不同术式，甚至是不同年龄、不同性别、不同工作，细化 ERAS 临床路径内容。

此外，目前我国还面临着 ERAS 相关人力资源匹配不足、物力资源不匹配、财力资源匹配无保障等问题，并且存在明显的地域差异。各地区以及各地医疗机构对于 ERAS 的投入没有政策标准和统一要求，并且缺乏针对 ERAS 相关医疗卫生资源配置的系统化研究。这也导致了 ERAS 理念在国内虽然发展迅速，但目前仍处于理念发展快于实践应用的状态，虽然越来越多的医院在提倡 ERAS 模式，但是在临床实践现状中对于 ERAS 方案的依从性和执行力仍然欠缺，仅仅采用了其中部分条目措施，没有整体落到实处。卫生主管部门应联合财政部门、医保部门，优化 ERAS 相关人力资源配置，统筹安排物力资源，制定合理的分配流程和要求，确保医疗服务的可及性和公平性，全面分析各地区、各医院的医疗服务需求，合理调配医疗机构、床位、设备、药品等物力资源。有效管理财力资源，对于开展 ERAS 项目给予资金支持，解决医生、患者在诊疗过程中的顾虑。同时，加大对 ERAS 相关基础研究的投入，为全方位推行 ERAS 理念奠定坚实基础。

参 考 文 献

成月佳，侯旭敏，徐婷婷，等，2021. 基于价值医疗的胸外科加速康复外科实践效果研究[J]. 中国医院管理，41（4）：56-59.

程黎阳，胡文魁，申东翔，2010. 快速康复外科新理念给医院管理带来的启迪[J]. 中华医院管理杂志，26（11）：823-826.

韩莉，2011. 我国医疗卫生资源配置研究[M]. 北京：中国社会科学出版社.

江志伟，黎介寿，2016. 加速康复外科的现状与展望[J]. 浙江医学，38（1）：9-10，25.

江志伟，易学明，黎介寿，等，2012. 快速康复外科应受到医院管理部门的重视和推广[J]. 实用医学杂志，28（1）：5-7.

黎东生，2018. 中国式 DRGs 的控费机理及其控费效果的环境变量分析[J]. 中国医院管理，38（3）：43-45.

中国研究型医院学会机器人与腹腔镜外科专业委员会，2017. 胃癌胃切除手术加速康复外科专家共识（2016 版）[J]. 中华消化外科杂志，16（1）：14-17.

中国医师协会外科医师分会微创外科医师委员会，2017. 腹腔镜肝切除术加速康复外科中国专家共识（2017 版）[J]. 中国实用外科杂志，37（5）：517-524.

中华医学会肠外肠内营养学分会加速康复外科协作组，2015. 结直肠手术应用加速康复外科中国专家共识（2015 版）[J]. 中华胃肠外科杂志，18（8）：785-787.

中华医学会外科学分会，中华医学会麻醉学分会，2018. 加速康复外科中国专家共识及路径管理指南（2018 版）[J]. 中国实用外科杂志，38（1）：1-20.

中华医学会外科学分会外科手术学学组，中国医疗保健国际交流促进会，加速康复外科学分会肝脏外科学组，2017. 肝切除术后加速康复中国专家共识（2017 版）[J]. 临床肝胆病杂志，33（10）：1876-1882.

Arsalani-Zadeh R，Ullah S，Khan S，et al，2010. Current pattern of perioperative practice in elective colorectal surgery：a questionnaire survey of ACPGBI members[J]. Int J Surg，8（4）：294-298.

Cerantola Y，Valerio M，Persson B，et al，2013. Guidelines for perioperative care after radical cystectomy for bladder cancer：Enhanced Recovery After Surgery（ERAS）Society recommendations[J]. Clin Nutr，32（6）：879-887.

Dort J C，Farwell D G，Findlay M，et al，2017. Optimal perioperative care in major head and neck cancer surgery with free flap reconstruction：a consensus review and recommendations from the Enhanced Recovery After Surgery Society[J]. JAMA Otolaryngol Head Neck Surg，143（3）：292-303.

Feldheiser A，Aziz O，Baldini G，et al，2016. Enhanced Recovery After Surgery（ERAS）for gastrointestinal surgery, part 2：consensus statement for anaesthesia practice[J]. Acta Anaesthesiol Scand，60（3）：289-334.

Gustafsson U O，Scott M J，Hubner M，et al，2019. Guidelines for perioperative care in elective colorectal surgery：Enhanced Recovery After Surgery（ERAS）Society recommendations：2018[J]. World J Surg，43（3）：659-695.

Lassen K，Coolsen M，Slim K，et al，2012. Guidelines for perioperative care for pancreaticoduodenectomy：Enhanced Recovery After Surgery（ERAS）Society recommendations[J]. Clin Nutr，31（6）：817-830.

Ljungqvist O，Scott M，Fearon K C，2017. Enhanced recovery after surgery：a review[J]. JAMA Surg，152（3）：292-298.

Melloul E，Hübner M，Scott M，et al，2016. Guidelines for perioperative care for liver surgery：Enhanced Recovery After Surgery（ERAS）Society recommendations[J]. World J Surg，40（10）：2425-2440.

Mortensen K，Nilsson M，Slim K，et al，2014. Consensus guidelines for enhanced recovery after gastrectomy：Enhanced Recovery After Surgery（ERAS）Society recommendations[J]. Br J Surg，101（10）：1209-1229.

Nelson G，Altman A D，Nick A，et al，2019. Guidelines for perioperative care in gynecologic/oncology：Enhanced Recovery After Surgery（ERAS）Society recommendations-2019 update[J]. Int J Gynecol Cancer，29（4）：651-668.

Nelson G，Kiyang L N，Crumley E T，et al，2016. Implementation of Enhanced Recovery After Surgery（ERAS）across a provincial healthcare system：the ERAS alberta colorectal surgery experience[J]. World J Surg，40（5）：1092-1103.

Nygren J，Thacker J，Carli F，et al，2012. Guidelines for perioperative care in elective rectal/pelvic surgery：Enhanced Recovery After Surgery（ERAS）Society recommendations[J]. Clin Nutr，31（6）：801-816.

Roulin D，Najjar P，Demartines N，2017. Enhanced Recovery After Surgery implementation：from planning to success[J]. J Laparoendosc Adv Surg Tech A，27（9）：876-879.

Scott M J，Baldini G，Fearon K C H，et al，2015. Enhanced Recovery After Surgery（ERAS）for gastrointestinal surgery，part 1：pathophysiological considerations[J]. Acta Anaesthesiol Scand，59（10）：1212-1231.

Steenhagen E，2016. Enhanced Recovery After Surgery：It's time to change practice![J]. Nutr Clin Pract，31（1）：18-29.

Temple-Oberle C，Shea-Budgell M A，Tan M，et al，2017. Consensus review of optimal perioperative care in breast reconstruction：Enhanced Recovery After Surgery（ERAS）Society recommendations[J]. Plast Reconstr Surg，139（5）：1056e-1071e.

Thanh N X，Chuck A W，Wasylak T，et al，2016. An economic evaluation of the Enhanced Recovery After Surgery（ERAS）multisite implementation program for colorectal surgery in Alberta[J]. Can J Surg，59（6）：415-421.

Thorell A，MacCormick A D，Awad S，et al，2016. Guidelines for perioperative care in bariatric surgery：Enhanced Recovery After Surgery（ERAS）Society recommendations[J]. World J Surg，40（9）：2065-2083.

Wilmore D W，2000. Therapy which enhances surgical recovery：the potential for multimodality，fast-track surgery in the 21st century[J]. Nihon Geka Gakkai Zasshi，101（3）：281-283.

Wilmore D W，Kehlet H，2001. Management of patients in fast track surgery[J]. BMJ，322（7284）：473-476.

Zhou J J，Li J，Ying X J，et al，2011. Fast track multi-discipline treatment（FTMDT trial）versus conventional treatment in colorectal cancer–the design of a prospective randomized controlled study[J]. BMC Cancer，11：494.

第八章 加速康复外科在结直肠围术期运行中并发症的处理

快速康复是指在围术期采用多种已经证明的安全、有效方式来减少患者手术的应激反应及并发症，降低其引起的不良反应，加快患者的康复速度。快速康复是外科围术期（即指术前、术中、术后）处理的一种全新理念，它革新了近 100 年来形成的传统的外科围术期处理思维和行为原则，是目前国际上最先进的外科围术期处理方案。目前，快速康复外科在结直肠切除患者中开展最为成功，但其理念可用于各类手术患者的治疗。随着快速康复外科在全国多个中心的开展和应用，患者受益较多，并发症明显降低，但也出现了一些新的情况，因患者进食较早（术后 6h 或更早），一旦出现并发症且发现较晚，有可能引起比较严重的不良后果，因此应及时发现患者异常症状和体征（异常体温升高、引流管引出脓性或暗红色液体、腹胀、停止排气排便、压痛、反跳痛等），结合辅助检查，及时诊断并发症，及时终止加速康复进程，进入并发症治疗程序。笔者认为要想将快速康复外科开展好，必须具备两个条件：丰富的营养治疗及并发症处理经验。以下总结了结直肠手术后常发生的并发症的治疗经验，与读者分享。

第一节 肠 外 瘘

一、肠外瘘的原因

造成肠外瘘的原因很多，如创伤、手术、感染、肿瘤、放射损伤、肠梗阻等都是常见的原因。在平时，腹部手术后并发的肠外瘘最常见，特别是合并糖尿病、免疫缺陷和营养不良等疾病的患者，结直肠术后瘘的发生概率较高，临床上往往谈瘘"色变"。因为紧随肠外瘘之后一般就是感染、出血和水电解质失衡。感染和出血失控又会进一步加重脏器功能损害，导致多脏器功能障碍。整个病程中患者能量与蛋白质的摄入、消化及吸收均会受到不同程度的影响，营养不良随之发生。诸多并发症相继出现并相互影响，形成恶性循环，病程迁延，最终的结果是一个或多个器官衰竭，导致治疗失败，因此有效治疗肠外瘘是必不可少的。

腹部手术后出现瘘的原因主要有两方面因素：一方面是医源性因素，包括误伤（粘连严重、操作不细致或手术视野显露不良）、技术上的失误、异物遗留、引流物等；另一方面是患者自身因素，包括导致吻合口愈合不良的因素存在、手术切口裂开、腹壁缺损等。

结直肠切除吻合术后产生瘘的原因较多，主要有肠壁组织不健康、肠壁愈合能力差、感染及胃肠吻合技术上的不当操作。肠壁组织不健康，缝合后易产生瘘，如有绞窄性肠梗阻时，对失活组织的界限判断不准确，切除吻合后易产生瘘。肠壁愈合能力差导致肠吻合口处肠壁的抗张力与爆破力均明显减弱，特别是加速康复要求早进食，如进食量较大，肠道功能较差时，大量肠内容物储存于吻合口近侧，一旦肠道功能恢复，一次性较大量肠内容物通过吻合口或排便次数较多（特别是低位直肠吻合口），吻合口张力与爆破力明显增加，就会增加瘘的发生概率。肠壁愈合能力与机体整体状态及肠道自身功能有关。影响机体整体状态的相关因素较多，如合并糖尿病、免疫功能低下（术前放化疗、应用免疫抑制剂等）、肝硬化、甲状腺功能低下、营养不良、高龄等。肠道局部因素影响愈合能力可能与便秘、炎性肠病等相关。在感染的情况下进行肠切除吻合常导致吻合口因感染而愈合不良。吻合技术上易犯的错误是缝合线过粗、缝后有遗漏，或缝合过密致局部组织缺血而愈合不良。缝合时有张力，以后成瘘的并不少见。另外，吻合口远端肠道有梗阻，也可造成吻合口瘘。

当切口裂开或有腹壁缺损时，对肠管外露如保护不当，或减张缝合时缝线穿破腹膜，此缝线犹如"线锯"，损伤了肠管，可造成多发肠外瘘。切口部分裂开即切口深层破裂，肠祥或网膜与切口周围腹膜有粘连，因而不致脱出，但当认识不足，尤其合并感染时，仅认为是切口感染，引流时可误伤肠管，易造成肠外瘘。

二、肠外瘘的临床表现及诊断

肠外瘘的临床表现差异很大，即便是同一部位的肠外瘘，在不同患者中也会有相当大的差异。笔者认为临床表现主要与引流管引流效果有直接关系，引流管靠近瘘口，能够及时引流漏出肠内容物，临床多数表现为腹部症状，轻度腹胀，停止排气排便。引流管内引出少量有臭味暗红色血性液体或间歇性地有少量肠内容物或脓性物流出。局部压痛，局限性腹膜炎征象，全身表现不明显，多数仅有间断发热，且易控制。引流效果差时，引流管仅能引出少量肠内容物，切口下也可见大量肠内容物流出，有时引流管未引出肠内容物，仅从切口下引出肠内容物或腹腔内积存的大量肠内容物，说明引流管距瘘口较远，与瘘口完全隔离，引流无效。此时腹胀明显，腹部压痛范围明显扩大，表现出弥漫性腹膜炎征象，全身表现明显处于高分解代谢状态，有寒战、高热（可为弛张热或稽留热），伴有呼吸急促、脉率加速，严重者可表现为败血症或脓毒症，血压下降，偶有软组织或肝、肺等部位脓肿。若病情得不到控制，即可导致 DIC、多器官功能障碍综合征（MODS）或多器官功能衰竭（MOF）。大量肠液丢失，出现明显的水电解质失衡及严重的酸碱代谢紊乱，有些患者血清钾可低至 2mmol/L 以下，并可有低钠。由于低钠及血清白蛋白值下降，患者可出现水肿。原先营养状态良好的患者，发生肠外瘘的早期可不表现出明显的消瘦，但由于机体处于应激状态，分解代谢加强，血清白蛋白及其他内脏蛋白质值已有下降，称为蛋白质营养不良。肠外瘘严重且病程较长者，由于营养物质吸收障碍及大量含氮物质从瘘口丢失，可表现为明显的体重下降、皮下脂肪消失、骨骼肌萎缩。患者长期卧床，说话声音低弱，同时有血清白蛋白值下降，称为混合性营养不良。

临床上常将切口或引流物中出现肠内容物之日视为发生肠外瘘的第 1 日。其实，肠外瘘在结直肠道手术后第 2～3 日已发生。除非技术上有明显的失误或遗漏了破损的肠管，术后早期一般不会有肠内容物出现在切口或引流物中。一般早期仅出现发热、肠功能恢复缓慢，以及全身性脓毒血症反应等症状，并超出了术后反应的时限与严重度。这是由在肠管吻合、缝合或微小的损伤处附近出现炎症、感染与肠内容物积聚引起的。在肠外瘘发生初期（术后第 2～3 日），流出的肠内容物较少，周围组织已有炎症，被大网膜、肠袢等所包裹，肠内容物的溢出受限。此时如引流管引流有效，仅引出少量有臭味暗红色血性液体或间歇性地引出少量肠内容物或脓性物。只有在积蓄的肠内容物逐渐增多致感染加重，或肠管破口增大，肠液流出量增多，压力增加，突破了包裹的范围时，含有肠液的脓性分泌物方可出现在切口或引流物中，这时多已在术后 1 周左右。对此临床医师常按切口感染做局部引流，而未考虑腹腔内已积蓄有更多的肠内容物或脓性物，甚至有发生全腹腔感染的可能。因此，当腹部手术后出现较一般手术后时间延长或程度严重的反应时，应进行严密观察和检查。早期诊断肠外瘘是快速治疗的前提，而早期诊断需要及时发现术后一些异常情况，如术中腹腔液体残留少，引流效果确切，术后很少有超过 38℃ 的发热或手术 2 日后突然出现不明原因发热，特别是引流管引出物从淡红色或淡黄色转变成有臭味的暗红色血性液体时要引起注意，此时往往患者出现腹部不适，如腹痛、腹胀、排气排便突然减少或消失，伴或不伴腹膜炎体征，也常伴有肺部感染的症状，这时临床医生要考虑是否有瘘的可能。结直肠术后出现肠外瘘多数是吻合口瘘，有低位瘘的临床表现，以感染为主，且吻合口位于腹腔深处，早期既没有形成窦道，也没有外露于切口处形成唇状瘘，此即为腔内瘘，亦可称为"未控制瘘"，所以结直肠术后感染较重且难以早期发现。为达到快速治疗的目的，在腔内瘘阶段即应明确瘘的诊断。全腹部 CT 与消化道泛影葡胺造影是早期明确肠外瘘的最有效手段，如有可能，CT 检查前可口服 3%泛影葡胺 500～1000ml。阅 CT 片时，注意吻合口（金属缝合钉）附近、腹腔的各潜在间隙有无积液。如 CT 不能明确肠外瘘的发生，还可使用 70%的泛影葡胺（不要稀释）经口、胃管、空肠造口管甚至是引流管造影，明确有无肠外瘘。如腹腔积液较多，彩超引导下穿刺可明确诊断。临床上根据肠外瘘的严重程度将肠外瘘分为 ABC 三级：A 级患者术后无特殊临床症状及体征，仅可能在造口闭合前发现瘘，可能导致造口闭合延迟，对术后恢复无影响，不需要积极的治疗干预；B 级患者腹膜炎临床表现不典型或较局限，需抗感染及局部引流治疗，需要积极的治疗性干预，但不需手术处理；C 级患者有腹膜刺激征和其他腹腔感染的临床表现，严重者出现粪性腹膜炎，需急诊手术干预。因此，临床上根据肠外瘘分级选择不同的治疗方案。

三、治　疗

肠外瘘的病理生理改变较复杂，而且它主要是一种并发症，在原发病基础上使机体又增加了一些改变与紊乱。如何处理、如何安排治疗是治疗肠外瘘的第一步。肠外瘘与一般外科疾病不同，患者的情况相差很大，难以按相似的程序进行处理，但也不是毫无相似之处。

目前，肠外瘘的治疗主要针对患者的具体情况，但其治疗总原则可以归纳为下列六点：①纠正内稳态失衡；②控制感染；③重视营养支持；④加强瘘口的管理，设法关闭瘘；

⑤维护重要器官的功能；⑥防治并发症。根据这些原则（图8-1），针对患者的全身状况与瘘的情况，为每个患者制订治疗计划。而其中纠正内稳态失衡、控制感染、营养治疗与瘘口的处理是主要的（图8-1）。

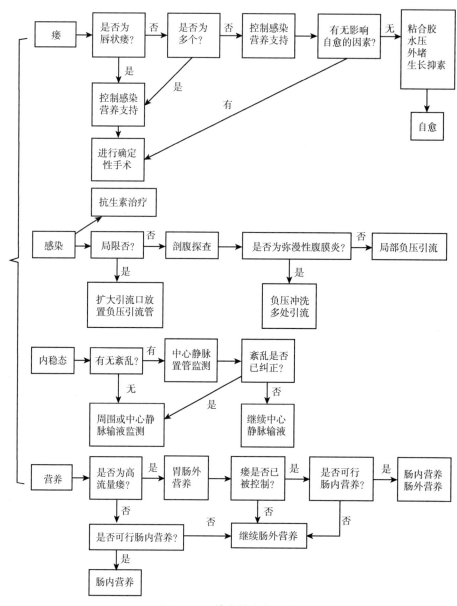

图 8-1 肠外瘘的治疗原则

结直肠术后出现肠外瘘多数瘘口为吻合口处，为低位瘘，且多数为低流量瘘，以感染为主，离子紊乱程度较高位瘘轻。一旦发现有吻合口瘘的证据或可能时，要及时调整治疗方案，首先终止加速康复外科治疗的程序，调整治疗方案：积极控制感染、调整营养方式、改变引流方式等。

笔者认为感染仍是肠外瘘患者治疗失败的主要原因，感染未能被控制，早期引流不畅，也是后期产生第三型腹膜炎的主因。因此，根据腹腔感染的程度将腹腔感染分为局部感染和弥漫感染（多发）两种。根据腹腔感染的程度制订治疗方案，无论是局部感染或弥漫感染，早期有效的引流是控制感染与治疗肠外瘘的关键。然而，早期引流效果欠佳者占大多数，感染与引流不当的原因是对手术后肠外瘘的发生机制了解不够，常将切口或引流物中出现肠内容物之日视为发生肠瘘的第1日。其实，术后的肠外瘘在胃肠道手术后第2～3日多已发生。除非技术上有明显的失误或遗漏了破损的肠管，在术后的早期不致有肠内容物出现在切口或引流物中。一般早期仅出现发热，肠功能恢复后又停止或减弱，引流管内引出有臭味暗红色血性液体以及全身性脓毒血症反应等症状，并超出了术后反应的时限与严重度，这是由肠管吻合、缝合或微小的损伤处附近出现炎症、感染与肠内容物积聚引起的。在外瘘发生的初期，流出的肠内容物较少，周围组织已有炎症，为大网膜、肠袢等所包裹，肠内容物的溢出受限，无明显临床表现，笔者将此时称为肠外瘘的超早期。只有在积蓄的肠内容物逐渐增多致感染加重，或肠管破口增大、肠液流出量增多、压力增加，突破了包裹的范围时，含有肠液的脓性分泌物方出现在切口或引流物中。这时多已为术后1周左右，多数呈局部感染的临床表现，笔者将此时称为肠外瘘的早期。此时及早进行有效的引流，仍能取得减轻病理生理改变、肠外瘘自愈与缩短病程的效果。但此时临床医师常按切口感染做局部引流，而未考虑腹腔内已积蓄了更多的脓性肠液，有发生全腹腔感染的可能，以致有些患者肠外瘘本身直接造成的机体损害虽不严重，而因全腹腔感染导致的病理生理改变却十分显著，营养也进一步损耗，继而发生多器官衰竭，出现治疗困难、病程延长甚至治疗失败的结局。因此，当腹部手术后出现较一般术后时间延长或程度严重的反应时，应进行严密观察和检查。如怀疑或证实有肠外瘘，应及早进行有效引流，当前公认的最有效的引流方法是双套管持续负压引流，笔者所在中心8例患者在超早期发现吻合口瘘（超低位直肠吻合6例、左半结肠1例、乙状结肠1例），及时更换双套管持续负压引流，引流后3～7日瘘口部不再有肠液流出而自愈。

感染仅局限引流部位（通过CT或彩超证实）且原引流物引流效果尚可，应及时更换原引流管为双套管引流。如原引流物较细，可在局部麻醉下扩大原引流切口置双套管，必要时可在彩超引导下置管。如原引流物已拔除，尝试原引流窦道或切口置管失败，考虑行手术留置双套管，但风险较高。对发现较晚，腹腔内严重广泛的感染，多数需再次手术清除感染病灶，重新放置双套管引流。少数伴有脏器功能障碍，特别是肺部感染较重的患者可在局部麻醉下敞开原切肠袢"腹腔造口"置双套管（损伤控制原则），待感染控制后再逐步牵拉切口使之愈合。

控制感染也是促进其尽快形成管状瘘，最终达到自愈的过程。而达到这一目的的基本手段就是改善引流，确保肠液经引流管引出并适时加用生长抑素和生长激素促进瘘口的愈合，使用生长抑素可最大程度地减少结直肠胆胰分泌的液体。全肠外营养（TPN）不仅可以改善营养状态，还可以减少消化液的分泌。部分患者在早期即可自愈，未自愈的患者，在管状瘘完全形成、肠道远端通畅、肠液外溢明显减少、生长愈合成为主要矛盾后，可停用生长抑素，改用生长激素。

根据腹膜炎程度决定是否再次手术，一般弥漫性腹膜炎或非手术引流效果差都需要再次手术，主要手术方法为单纯的冲洗引流、小肠或结肠造口转流。而确定性手术，如无丰富的治疗肠外瘘的经验及患者状态欠佳，建议慎重选择。因为一旦患者发生吻合口再瘘而没有有效的引流，患者可能因感染、出血、营养不良、水电解质紊乱和多脏器功能障碍导致治疗失败。

自出现之后，TPN已成为危重患者肠内营养前重要的治疗手段，使肠外瘘的死亡率显著下降，也改变了肠外瘘的治疗策略。传统的观点也认为TPN（全合一）是肠外瘘营养支持的唯一方法，也是早期肠外瘘患者应用快速自行愈合疗法的重要措施。但TPN并发的淤胆和感染并发症常影响肠外瘘的连续治疗。而肠内营养（EN）可解决TPN所致的感染与肝脏功能损害的难题。由于肠内营养的效果优于肠外营养，所以应重视肠外瘘患者的肠内营养支持。但肠内营养应用的时机非常重要，如时机应用不当，可能加重感染及损伤脏器功能。临床上主张在瘘得到有效控制，溢出肠液能及时有效地引流至腹腔外时即应从肠内补充营养，虽有部分溢液但仍有部分可以吸收，简称之"边吃边漏"。但超早期或早期肠外瘘感染得到迅速有效控制时，可以行快速自行愈合疗法，此时应用TPN加用生长抑素，待瘘口闭合后进行肠内营养加用生长激素。

肠内营养的应用时机一般是在冲洗液无色3~4日后，但对于肠外瘘患者开始肠内营养支持也有一定的难度。针对肠外瘘患者肠道完整性与连续性消失及肠液丢失的特点，有一个原则，即"如果肠道有功能，就应使用肠道"。对这一原则具体可以这样理解：如果肠道功能正常，就应该使用肠道；如果有一段肠道功能正常，就利用这一段肠道——给予途径的艺术；如果肠道有一部分消化功能，就利用这一部分消化功能——肠道营养的配方艺术；如果一段肠道有部分功能，也要使用这一段有部分功能的肠道——给予途径与配方的完美结合。总之，肠外瘘营养治疗流程遵循序贯疗法，具体为感染及瘘口控制前应用TPN，TPN仍然是肠外瘘患者营养支持的重要手段。近年来我们在极力使用肠内营养的情形下，肠外营养仍占44.6%；随着感染、瘘口控制及肠内营养途径的成功建立，在肠内营养不能完全满足能量与蛋白质需要时，可通过肠外营养补充，即部分肠内营养加部分肠外营养"SEN+SPN"的模式，这也是重危患者营养支持较成功的模式；随着肠内营养逐渐加量，逐渐过渡成完全肠内营养（TEN）。

在肠外瘘患者中开展肠内营养支持是对临床营养的一个挑战，需要反复尝试，一旦成功则受益无穷。可以这样来理解肠内营养在肠外瘘治疗中的作用，如果一个患者可以成功恢复肠内营养，表明这个患者就有救了。这也是治疗营养不良的肠外瘘的一个非常成功的策略。肠内营养的成功建立，笔者总结为"一个基础""两个条件""五个度"。"一个基础"指的是原发病控制，包括纠正基础状态（离子紊乱、酸碱失衡）；恢复肠道完整性（有效引流后肠外瘘成可控瘘，应用水压、堵片等方法暂时恢复肠道的完整性与连续性等）；肠道功能的恢复（吸收功能及蠕动功能等），包括纠正低蛋白血症、去污治疗（灌肠、蓖麻油、甘露醇或硫酸镁等）、结直肠动力药物应用（莫沙必利等）。"两个条件"是指肠内营养途径建立及营养剂型选择：肠内营养途径建立包括鼻胃管、鼻肠管（主要方式）、胃造口管、空肠造口、经皮内镜下胃造口（PEG）或经皮内镜下空肠造口（PEJ）；肠内营养序贯疗法是指营养剂型的选择是根据肠道功能恢复情况，从氨基酸型过渡至短肽型再向整蛋白型过渡，在肠内营养中也可加用谷氨酰胺、精氨酸等提高免疫力的制剂，在肠内营养不足时通过肠外营养来补充。"五个度"是指温度、浓度、速度、角度、清洁度：营养液的温度不宜过低，可适当加温，但温度不宜超过 37℃；对于结直肠功能差的患者，肠内营养的起始浓度不宜过高，可与其他液体串输，或稀释后给予患者肠内营养；速度可以从 10ml/h 开始逐渐增加至 80～100ml/h，根据结直肠耐受程度逐渐增加速度，可 5～7 日内增至目标量，结直肠耐受性差者，应适当放缓速度；体位角度最好保持在 30°～40°；在配制营养液过程中注意无菌技术，避免营养液污染。另外，高血糖者血糖最好控制在 7.0～10.0mmol/L；急性呼吸衰竭患者不需常规给予高脂低碳水化合物配方，推荐用限液的高能配方；ARDS 和严重急性肺损伤患者最好选用添加抗氧化营养素[如高单不饱和脂肪酸（MUFA）、n-3 多不饱和脂肪酸（PUFA）]的抗炎配方；急性肾衰竭、急性肾损伤者应选用标准配方；如果存在严重的电解质紊乱，需选用特殊配方；接受血滤或肾脏替代治疗（CRRT）的患者应适量增加蛋白质的摄入，最高可达 2.5g/（kg·d）；急慢性肝病可选用标准配方，只有肝性脑病患者才选用支链氨基酸配方。

肠外瘘局部处理的原则是"争取瘘自愈，确定性手术是最后的措施"，这也是当前肠外瘘治疗策略的总体原则，促进肠外瘘自行愈合是基点，当然，当前的措施如控制感染、加强引流、瘘的局部处理等都是为瘘自行愈合创造条件。在这些条件下，能否采取措施加强瘘的自愈，提高瘘的自愈率是肠外瘘治疗的研究重点之一。肠外瘘的自愈要求具备三个基本条件：一是没有影响自行愈合的情况（肠外瘘口的黏膜与腹壁皮肤相连，亦即为唇状瘘，它与治疗性肠造口相似，除非经手术或其他方法将肠黏膜与腹壁皮肤分离，改造成管状瘘外，否则无自愈的可能；虽为管状瘘，但由于初期处理不够完善，致肠外瘘管周围组织已形成瘢痕或是已有皮肤上皮细胞延伸至瘘管内，使瘘管壁上皮化、瘘管瘢痕化，肠外瘘口由此而失去愈合的条件；肠外瘘口的远端肠祥有部分或完全梗阻，肠外瘘口成为一减压处所，当然不能自行愈合；管状瘘的瘘管形成不好，其附近仍有残腔，有肠液或脓液积蓄；肠外瘘口附近有异物存在，如失活的组织，较多的是粗而不可吸收的缝合线结、粪石等；肠外瘘部有肿瘤、结核、局部肠炎等特殊病变；肠外瘘部为曾经放射损伤的肠祥；肠管已全部或大部断裂；因低蛋白血症、糖尿病及其他疾病而长期应用肾上腺皮质激素）。二是要使瘘迅速成为一径直的瘘，即从肠外瘘口部到体表瘘口有一完整的瘘管，漏出的肠液能迅速直接流至腹腔外。三是机体具有组织修复的机制。因此，肠外瘘治疗之初，有必要对患者的一般情况和其他相关情况作一个全面和详细的了解。对瘘的情况做出判断，判断瘘有无自愈的可能。如有自愈的可能，则从促进愈合的角度创造条件，有效将溢漏的肠液及时加以清除，不让其在腹腔内扩散，也不让其在腹壁组织与皮肤上逗留而侵蚀附近组织与皮肤，使从肠腔溢出的肠液按治疗的要求、按给予的途径引流至体外。当肠外瘘的引流能达到这一程度时，则可称为"被控制的瘘"；反之，则为"未被控制的瘘"。一个良好的被控制的瘘，每日虽仍有大量的肠液溢出，但不再有腹腔内感染以及由此引起的全身性感染，瘘周组织与腹壁皮肤不再被肠液侵蚀而糜烂、感染与疼痛，能促进管状肠外瘘的自然愈合；反之，如无自愈的条件，则需为确定性手术做准备。

肠外瘘的全身性病理生理改变是明显的，但它的起因是瘘口部肠液的外溢，因此肠外瘘的局部治疗已成为其治疗的重点，且有它的特殊性，不同于一般伤口的处理。肠外瘘的局部处理包含肠壁瘘口与腹壁瘘口、瘘管及邻近的脓腔、腹壁瘘口周围的皮肤等部位的处理。瘘口局部处理的主要方法是双腔负压管引流（黎氏管）。双腔负压引流的原理是在具有负压吸引力的内管之外，套有一多孔的外管，内外管之间有一 0.3～0.6cm 宽距，内外管顶端相距 1.0～1.5cm，空气可通畅地进入。当腹腔内有肠液时，肠液将从外套管的多孔中进入内外管间隙，再由具有负压的内管吸出。当腹腔内无液体时，吸引管抽吸自内外管间隙进入的空气。这样，腹腔内的组织、器官不与具有负压的内管直接接触，不致发生组织进入负压管而被损伤。因此，要求保持内外管的间隙通畅，空气能流畅地进入。如无空气进入，则双腔管将成为单腔，继续负压吸引将引起管周的组织损伤，经持续吸引后，腹腔内不再有残腔，并在肠壁瘘口与腹壁瘘口间沿引流管形成完整的瘘管。在无影响瘘口愈合因素的条件下，肠壁瘘口将随瘘管肉芽组织的生长而逐渐封闭愈合。在良好的负压引流的条件下，一般结肠外瘘闭合需 6～8 周。笔者所在中心 8 例超早期发现的结直肠吻合瘘通过双腔负压管引流，全部在 7～14 日后瘘口闭合。为了保证负压引流管的通畅，在引流管放置 4 日后，瘘管已初步形成的情况下，将双套吸引管作 360°旋转，但保留在原位置，目的在于使引流管壁上的小孔不与瘘管内肉芽组织黏着，以后每日更换 1 次引流管，还应在放置引流管的同时伴随放入 12～14F 的导管持续滴入等渗盐水，每日 3000～4000ml，其目的不在于冲洗脓腔而是保持吸引管的通畅。肠液中含有黏液、蛋白质类物质，在不断抽吸空气的情况下其将凝结成痂堵塞引流管，降低引流管的作用。另外，还有外堵及内堵方法。但这两种方法的应用需要有丰富的肠外瘘治疗经验，如无则慎重应用，应用不当可能造成严重的并发症。

四、肠外瘘出血诊治

肠外瘘常并发瘘口部或胃肠道出血，其发生率约为 20%，是较难治疗的并发症，表现为瘘口、腹腔内出血或呕血、黑便，出血量较大时，可出现低血容量休克，需要及时判明出血原因及部位，及时处理。

肠外瘘发生出血的原因：①肠瘘口部出血，肠液内的消化酶直接侵蚀瘘口的血管，多数是肠系膜血管，引起破损出血，且多为动脉性出血，是引流不畅，肠液积留在瘘口的附近、血管被腐蚀破损所致。②肠瘘附近组织破损出血，多数是负压引流管应用不当。应用双腔引流管护理不妥，进气管道有堵塞，失去双腔管应有的效应，使附近组织被吸入引流管中破损出血。如破损的是较大血管，亦可引起大量出血。这类出血的特点是出血主要自引流管中流出。③应激性溃疡（急性胃黏膜病变），肠外瘘伴严重腹腔感染时，可引起急性胃黏膜病变大出血。这类出血可表现为呕血、便血，也可从肠瘘口流出。胃镜可以发现胃十二指肠溃疡或胃黏膜病变。出血量可以很大，也可以反复出血。在处理出血的同时，应积极引流感染灶，减轻应激的程度，出血常能得到控制。反之，仅给予止血措施而无控制感染的有效方法，出血病灶亦难控制。④胃肠道黏膜广泛糜烂，在肠外瘘伴有严重腹腔感染的后期，常可有多器官功能障碍，其后发展成多器官衰竭，胃肠道黏膜广泛糜烂合并胃肠道出血即是其中的一种表现，范围甚广，可累及胃与全部小肠甚至结肠，表现为呕血、便血，量大，肠瘘部亦可有出血现象。这类出血甚难处理，实际是一种终末期的症状，多在病理解剖时得到证实。⑤凝血机制障碍，在肠外瘘伴有严重腹腔感染时，可以因严重感染而有凝血机制障碍或 DIC。除有创面的部分出血外，皮肤、鼻胃管、穿刺口等处都有出血征象，是多器官功能障碍的表现，病情甚为凶险。

（一）出血的诊断

当肠外瘘患者发生出血时，治疗是否有效虽与处理措施密切有关，但更重要的是了解出血的原因及部位，这样才能采取针对性强、确实可靠的处理方法。为达到诊断的目的，可以采取下列步骤：

1. 了解各部位出血的量与出血的次序 肠外瘘首先出血且量多的是瘘口所在肠襻或瘘管部出血。瘘口出血后，在较短时间后即有便血，多为肠瘘口部肠襻边缘出血。血液部分自腹壁瘘口流出，部分进入肠道。瘘口部出血虽多，但便血出现较晚甚或不出现，是瘘管内邻近的组织出血。先有呕血，然后瘘口部有少量血液流出，是胃溃疡或胃黏膜病变出血的表现。先有便血，后有血液自瘘口部流出，是胃部出血量不大，或是出血病灶在十二指肠。广泛性胃肠黏膜糜烂出血常既有呕血又有便血，也有血自瘘口部流出，出血量虽不汹涌但持续不断。

2. 瘘管内大量灌洗 当怀疑是瘘管的肠襻或瘘管内组织出血时，可自瘘管灌入大量等渗盐水，并自双腔负压引流管中吸出，如反流的冲洗液中不断有血液流出，多说明是肠襻瘘口部或瘘管内组织出血。如反流液中的血液呈间断性流出，则血液来自胃或肠内，随肠蠕动间断自肠瘘口流出。

3. 放置鼻胃管抽吸 当患者有呕血或是出血病灶在胃内时，则可放置鼻胃管进行抽吸，以明确胃内是否有出血灶。也可将血液抽出防止呕吐，还可灌洗清除血凝块后再灌注药物进行局部止血。

4. 内镜检查 可行急诊胃镜检查以明确胃内出血灶的性质与部位，还可经内镜行局部止血。瘘口可用胆道镜或肾盂输尿管软镜进行检查，以明确瘘管内有无出血灶。

5. 选择性动脉造影 当出血灶的位置难以确定时，根据可能的出血部位做选择性腹腔动脉或肠系膜上动脉造影，其既可明确病灶的位置，也是一种治疗措施。自导管灌注血管收缩药物或栓塞剂达到止血的目的。

6. 腹部检查 当有出血时，除观察胃肠、瘘部位的出血外，还应检查腹部有无膨胀、压痛、肠鸣音亢进等征象，从而明确是否为局部出血，是胃肠内还是胃肠外。胃肠内出血多肠蠕动快而腹膜刺激小，肠外出血则有腹膜刺激症状，有压痛、腹胀、肠鸣音减弱或消失。

（二）出血的处理

肠外瘘患者伴有肠瘘口或胃肠道出血的处理方法，原则上与胃肠道急性出血相似，但有其特殊性。

1. 维持内稳态 根据失血量补充血容量，并供给充足的氧气以保证血氧饱和度在90%以上，以防止因缺血而加重原有功能障碍器官的损害。伴有出血的肠瘘患者多有较严重的肠外瘘与腹腔内感染，营养与内稳态都已有不平衡的情况，机体与各种器官的功能都有一定程度的障碍，如再因血容量不足，致器官与组织缺血、缺氧，出现第2次打击，机体与器官将会出现或加重功能障碍。

2. 控制感染　肠外瘘患者并发出血的部位虽可在瘘口、瘘管或胃肠道，除少数是负压引流管使用不当的结果，大多数患者是因引流不畅、肠液积蓄侵蚀组织血管或成为感染灶而引起。因此，当有出血发生时，应考虑到这一问题的存在。同时，也可伴有发热等全身性感染症状。在采用针对出血的治疗措施的同时，应积极设法寻找感染灶，引流那些肠液积蓄的处所或脓肿。后者虽然不能起到立即止血的效果，但却是治本的处理，是防止再出血的措施。

3. 全身性药物治疗　全身性药物治疗应包括三个方面：其一，给予血管收缩或凝血药物，其中常用的是血管升压素、垂体后叶素、生长抑素，可使内脏血管收缩。对于肠外瘘患者，由于不能经肠道进食，或因胆汁等丢失严重，维生素 K 吸收障碍，如给予静脉营养时又未能补足所需的量，同时肝脏在严重感染时常有功能障碍，凝血机制将受到影响。给予维生素能改善凝血机制，有助于止血，还可给予凝血药。其二，给予制酸的药物，如 H₂ 受体拮抗剂、酸泵抑制药物等，这些药物主要是用于急性胃黏膜病变引起的出血。生长抑素（十四肽）对肠外瘘出血有独到疗效，它可抑制包含胃酸在内的胃肠道液的分泌，起到降低胃酸的效果，有助于胃黏膜病变的愈合，也减少了消化液对肠瘘口或肠瘘管周围组织的腐蚀。它还能减少内脏血流量，直接减少胃肠道与腹腔内的出血量，极量可用到 4～6 支，止血效果确定，但要注意时间不宜过长，出血停止后应即减量至正常用量。其三，给予抗感染药物，无疑引流是控制感染的主要措施，在感染严重时可加用抗菌药物。另外，注意血压的维持，出血时多数医生考虑血压不能太低，怕影响脏器功能，但血压过高可能增加再次出血风险，平时无高血压病史患者收缩压最好维持在 100mmHg 左右，有高血压病史患者收缩压最好维持 110～120mmHg。

4. 局部治疗　在急性胃黏膜病变出血时可应用去甲肾上腺素、凝血酶、云南白药等。但在应用局部止血药时，应先放置鼻胃管，用大量等渗盐水（数千毫升）进行灌注，直至胃内不再有血凝块，目的是使胃腔内空瘪，恢复胃壁的收缩力。去除血凝块后，药物可直接接触到胃黏膜病变，获得较好的效果。在肠瘘口或肠瘘管出血时，可应用原已放置或新置入的导管与双腔负压引流管，从导管内快速灌入含 0.001% 去甲肾上腺素盐水液，自双腔管吸引反流。较小的血管破损时，经局部处理可以达到止血的目的。但在瘘管或瘘口出血时，不宜应用凝血酶，以免在瘘管内形成凝块，影响引流。有时，还可出现无血自腹壁瘘口部流出的假象，实际上出血并未停止而是逆流至肠腔内。另外，如确定是瘘口或瘘管出血，局部加压止血也有一定作用。

5. 放射介入治疗　在应用选择性动脉造影的同时，可经置入的导管注入血管收缩剂或栓塞剂达到止血的目的。

6. 手术治疗　肠外瘘患者伴有出血时，病情均较危重，腹腔内既有感染又有粘连，剖腹手术止血有一定的困难，而有效的非手术治疗也常能奏效。因此，剖腹手术止血是最后的选择，只在出血持续不停或出血量甚大不容等待时采用，剖腹手术治疗的目的性也应明确，为的是止血，并不企望在这次手术的同时对瘘进行确定性治疗手术。手术范围应小，操作宜简，不宜对有大量失血、腹腔内有感染、粘连严重的患者进行复杂的手术。因此，在术前应精心设计切口，力求能迅速达到出血的部位，而不是采取习用的剖腹探查切口，以免感染扩散、操作过多，甚至增加新的肠袢损伤。出血点找到后，主要是缝合结扎止血。

应在瘘口附近的适当位置放置有效的双套负压引流管。因严重腹腔感染而引起的急性胃黏膜病变出血（应激性溃疡）选择手术治疗时，则更应慎重，原则是考虑非手术治疗。出血虽然是肠外瘘患者常有的并发症，但经积极的预防与治疗后，多数患者（75%）可经非手术治疗控制出血。肠外瘘患者单因出血而死亡者亦甚少，但可能反复发生，关键是控制感染，外溢肠液引流通畅。但在严重感染的后期并发的广泛胃肠黏膜糜烂出血却是致患者死亡的多器官衰竭症状之一。

五、预　　防

术后肠外瘘的预防应围绕整个围术期。术前行功能性肠道准备，肠康复治疗（便秘、肠炎、肠道水肿等），纠正营养不良及贫血，各种脏器功能锻炼（心、肺等），基础疾病治疗等；术中精准操作（避免副损伤），正确的式式选择（肠管较细时行侧侧吻合；吻合不确切时行预防性造口等）及有效的引流放置。术后给予蛋白强化、利尿减轻肠壁水肿，根据肠道功能恢复情况给予肠内序贯营养治疗。根据症状、体征、引流液变化及辅助检查（造影、彩超、CT等），一旦发现异常（瘘或可疑瘘），及时停止加速康复进程，及时调整治疗方案（改被动引流为主动引流方式、肠内营养为肠外营养等）。因此，术后早发现、早诊断、早治疗是促进肠外瘘早愈合的关键。

第二节　肠　梗　阻

腹腔手术后肠梗阻发生的概率较高，严重的肠梗阻可导致患者死亡，已成为胃肠道手术的重要临床挑战。迄今为止，肠梗阻并没有得到很好的解决，对于临床肠梗阻的预防性应用措施及术后处理仍存在很大争议，且没有相关指南推荐，以下笔者就这一术后并发症浅谈自身体会。

1. 肠梗阻的定义　多种原因导致肠内容物通过障碍，并有腹胀、腹痛等临床表现时，即可称为肠梗阻。胃肠术后肠梗阻分为四类：麻痹性肠梗阻、术后早期炎性肠梗阻、机械性或血运性肠梗阻、粘连性肠梗阻。上述分类在不断变化的疾病过程中是可以相互转化的。例如，麻痹性肠梗阻如不及时处理，易发展为粘连性肠梗阻；机械性肠梗阻如果梗阻时间过久，也会出现麻痹性肠梗阻的临床表现，主要因梗阻肠管过度扩张导致。

2. 胃肠术后肠梗阻的主要临床表现及诊断　通常表现为腹痛、腹胀、排气排便停止，但每一种肠梗阻的临床表现各有侧重。麻痹性肠梗阻以腹胀为主，腹痛不明显；术后早期炎性肠梗阻的主要体征为腹部实变体征，腹部叩诊为实音或浊音；机械性或血运性及粘连性肠梗阻以腹痛为主。部分患者可有呕吐症状，这些症状和体征可因肠梗阻的原因、部位及持续时间而有所不同，在腹部手术后的肠梗阻患者中区别就更大，一个有经验的外科医生可以根据不同的症状和体征做出正确的诊断和治疗选择。呕吐和肛门停止排气排便是诊断肠梗阻的临床基础，而腹痛和腹胀在不同类型的肠梗阻中则有不同的表现。由肠壁炎症水肿而导致的动力性肠梗阻（如术后早期肠梗阻）及由神经抑制或毒素刺激导致的肠壁肌肉运动紊乱，致使肠内容物不能运行的麻痹性肠梗阻，患者仅有轻微腹痛，甚至没有腹痛。术后肠麻痹病理生理机制还不完全清楚，可能与正常的神经体液反应被破坏有关，肠肌层的交感神经激活和炎症反应可能起到重要作用。肠麻痹表现为胃、小肠和结肠的无力，数日内肠蠕动逐渐恢复后梗阻可自行缓解。通常小肠蠕动恢复最快，为术后 24h 内，胃和结肠的蠕动一般需要 3～4 天恢复，如果术后肠麻痹时间异常延长（＞4 天），须考虑是否存在腹腔感染源引起机械性肠梗阻。对于存在腹部绞痛的患者，特别是阵发性绞痛转为持续性腹痛是紧急手术的强烈指征，此时极可能发生肠管的血供障碍。根据笔者的经验，这些患者的剖腹探查手术很少是阴性的，而肠绞窄至肠坏死则属多见。腹胀通常是梗阻近端有功能的肠管代偿性扩张、积气、积液的表现，因此腹胀不仅提示梗阻的部位在肠道远端，还提示肠袢间的粘连是否可以手术分离。对此类患者应在疾病早期进行详细的检查，以明确梗阻原因，无论何种原因引起的梗阻，首选检查为腹部立位腹平片及全腹 CT 检查，判断是否有肠梗阻，明确梗阻部位及程度。近年来，随着超声设备的更新和超声检测技术的提高，彩超对肠梗阻诊断及治疗后效果的评判有很大帮助，特别是由同一名彩超医生对患者肠道功能的判断尤为重要，在超声下能明显看到腹部肠管的蠕动情况、是否存在逆蠕动及肠道血运情况，腹腔是否存在积液等，必要时可以进行超声引导穿刺。如发现梗阻，应尽早处理，跳出 ERAS 环节，笔者的经验为该类患者越早进行人工干预，患者术后恢复越快，梗阻越容易解除。

一、胃肠术后肠梗阻的常规处理

（一）完全禁食禁水并胃肠减压

1925 年出现了给十二指肠插管持续减压的病例。1931 年 Wangensteen 采用十二指肠导管减压治疗一名 72 岁女性的粘连性肠梗阻，取得良好效果。胃肠减压管兴起于 20 世纪 30 年代，自此胃肠减压成为治疗肠梗阻的必要手段，适用于各种类型肠梗阻的非手术治疗及手术前后的配合治疗。

（二）液体疗法

急性肠梗阻患者由于频繁呕吐及大量消化液淤积在肠腔内，容易引起急性液体丢失，若短期内体液丧失达到体重的 5%，即丧失细胞外液的 20%时，患者会出现脉搏细速、肢端湿冷、血压不稳定或血容量不足的症状。当体液继续丢失达体重的 6%～7%时，则休克表现更明显。因此，急性肠梗阻患者存在低血容量可能表明体液流失达体重的 5%。此时，除尽可能消除病因外，可先静脉快速滴注平衡盐溶液或等渗盐水，以 5%千克体重为输入总量。若无明显血容量不足的表现，给予上述总量的 1/3～2/3。

（三）纠正电解质紊乱及酸碱失衡

高位肠梗阻易造成低钾、低氯性碱中毒；低位肠梗阻则易造成代谢性酸中毒。临床上出现相应的酸碱中毒表现，可根据血气分析、二氧化碳结合力（CO_2CP）确定酸碱失衡的程度，予以纠正。高位肠梗阻出现碱中毒时往往仅需输入等渗盐水即可纠正。严重碱中毒患者出现抽搐、谵妄等症状时，可用 0.1mol/L 盐酸 500ml 静脉滴注，待碱中毒纠正后、尿量正常时再适度补钾。

（四）生长抑素

生长抑素有抑制胃肠道分泌消化液的作用，可抑制肠道蠕动，减少内脏和静脉血流。国内外研究表明，全胃肠外营养联合生长抑素可使消化液分泌减少达 90%，可用于治疗肠梗阻。生长抑素是一种由 14 个氨基酸组成的环状肽类激素，用于治疗炎性肠梗阻的药理基础是抑制肠管分泌腺分泌肠液，减少肠腔炎症水肿，降低肠腔内压力，从而减轻肠腔内消化液大量积聚导致的肠管扩张和缺血性改变，维护肠黏膜屏障的完整性，从而达到治疗的目的。

（五）灌肠

早在 1850 年以前，人类曾用烟草水、马粪水和酒水灌肠治疗肠梗阻，随后发展为现代用的生理盐水，肥皂水及中、西药液体灌肠，并成为治疗肠梗阻的常用措施之一。胃十二指肠及小肠手术后如梗阻，可考虑较大量（500～800ml）肥皂水灌肠，右半结肠或横结肠术后考虑较少量（250～500ml）肥皂水灌肠，降结肠及乙状结肠术后用甘油灌肠剂灌肠。

（六）肠梗阻导管减压

结直肠术后出现小肠梗阻时在胃镜下使用肠梗阻导管减压，大部分患者均可获得成功。首次减压成功率为 86%，其中有一半复发者经再次减压而获成功，需进行手术减压者仅占 13%。

（七）中医治疗

中医治疗原则以通里攻下为主，辅以理气开郁及活血化瘀、清热解毒等。足三里注射新斯的明及局部针灸治疗麻痹性肠梗阻，对促进胃肠功能恢复有一定效果。新斯的明注射后 10min 左右即奏效，作用持续 1h 左右。新斯的明促肠蠕动作用强大，绝大部分患者应用后很快出现肛门排气、排便。

二、预防术后肠梗阻的一些经验性手段

（一）术前对肠道有影响的基础疾病给予治疗及干预

由于近年人口老龄化呈不断上升趋势，结直肠疾病患者年龄越发增大。此类患者有着共同的特点，即年龄大、基础疾病多、依从性差、长期服用药物等，往往还合并有糖尿病、高血压、营养不良及长期便秘等。针对此类患者，充分的术前准备尤为关键，如将血糖控制在合理范围，纠正营养不良及离子紊乱，给予蓖麻油及益生元、益生菌通便等合理措施。并且对于一些术后出现肠梗阻或吻合口瘘概率较大的患者，可术前预留鼻肠管，术后给予肠内营养。

（二）术中减少不必要的分离

针对肠瘘、粘连索带、局部粘连引起的肠梗阻，术前明确病变远近端的肠管通畅，在将瘘切除重建消化道、松解索带与局部粘连后，不需要进行广泛的分离，否则将引起更广泛的肠粘连，也将为下次粘连性肠梗阻的发生埋下伏笔，因此坏死组织的清创应适可而止。否则，清创所留下的创面将成为粘连形成的基础，清创后创面渗出的血液也是引起粘连形成的物质。但对游离在腹腔内的坏死、破碎组织，则要尽可能消除。清除的最好办法就是使用温生理盐水进行腹腔冲洗。术中尽量使用温生理盐水冲洗，可降低患者应激，保护其肠道功能。尽量使用可吸收缝线完成结扎、缝合，使用吻合器、缝合器完成消化道的重建。避免大量使用丝线，从而导致其形成丝线肉芽肿与粘连。术中操作时，轻柔地对待组织，避免反复揉搓挤压。避免长时间阻断肠管的血供，减少肠缺血的时间，减轻肠壁的炎症水肿。另外，缝合切口时腹膜的外翻缝合，以及切口下肠管的人工排列、防粘连材料的应用，都能有效减少术后肠梗阻的发生。腹腔内避免使用引起粘连的人工补片。近年来随着各种人工补片的使用，因补片使用不当所致的粘连性肠梗阻时有发生，严重的还可导致肠瘘。针对腹腔缺损，使用补片进行修补的方法有覆盖式（onlay）、填充式（inlay）和内衬式（underlay）。其中，内衬式由于补片直接与腹腔接触，最易发生肠粘连。已明确可以引起肠粘连的补片有聚丙烯网片与涤纶布。这类材料可磨损肠壁，刺激肉芽增生，有利于腹腔开放患者的临时腹腔关闭及创面的植皮，但不利于腹壁的永久重建。不断的磨损与肉芽增殖将可引起网片下与网片周边的广泛肠粘连。肉芽还可生长于补片的网眼内，使网片极难去除。网片挛缩变形后就可引起肠梗阻。长时间的磨损还可引起肠管破裂，导致肠瘘的发生。已证实的可减少腹腔粘连的补片是聚四氟乙烯，但其抗张强度较差，故使用聚丙烯网片与聚四氟乙烯粘贴在一起的制品，可充分发挥聚丙烯的拉伸强度和聚四氟乙烯的抗黏附性能，但聚四氟乙烯面必须放在腹腔内脏面，否则效果适得其反。较为理想的腹壁修补方法是使用覆盖式修补，在里层有一层腹膜组织或疝囊组织，其外再加上聚丙烯网片修补。如能通过腹直肌鞘分离技术在腹膜组织前加一层腹直肌组织再加聚丙烯网片加固则更佳。

（三）术后对肠功能较差患者，可按肠内营养序贯疗法给予肠内营养

从早期肠道功能刚恢复时即应用氨基酸型肠内营养，待肠道功能部分恢复后给予短肽型肠内营养制剂（百普素等），最后给予整蛋白型肠内营养剂（能全素等），可改善其治疗结局，降低术后肠梗阻的发生率（图8-2）。

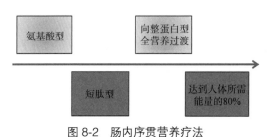

图8-2 肠内序贯营养疗法

三、麻痹性肠梗阻

在腹部手术后 24～72h，常有不同程度的肠麻痹，而随着加速康复外科的发展，早进食也是其重要组成部分，在笔者所在中心患者术后如无特殊禁忌，术后 6h 即可进水，术后第一天进清流食，部分患者往往此时还存在肠麻痹，如此时没有注意进食的种类或量，就可能导致麻痹性肠梗阻加重。此类患者临床上并不少见，尤其出现在刚开展加速康复外科的中心。麻痹性肠梗阻的主要临床表现是腹胀、停止排气排便。查体腹部膨隆明显，无肠型，无明显压痛，叩诊呈明显鼓音，肠鸣音减弱或消失，彩超显示肠腔积气，肠管扩张，蠕动差或无，在考虑为手术后麻痹性肠梗阻时，要注意查找引起肠管麻痹的原因。麻痹性肠梗阻的主要原因如下：①腹腔感染、腹腔血管内血凝块形成而阻断肠道供血，动脉粥样硬化或肠道动脉或静脉损伤而使肠道供血障碍；②如利尿剂等引起的离子紊乱，如低钙血症、高钙血症、低钾血症、低镁血症等引起麻痹性肠梗阻；③应用某些药物（阿片类等）和甲状腺功能低下；④抑郁症、焦虑症；⑤术前已患有肠道功能受损相关疾病如糖尿病、便秘、营养不良、低蛋白血症等。

患者术后并发麻痹性肠梗阻，治疗的关键是及时发现、及时处置，腹胀明显者除常规治疗外，笔者所在中心的经验是尽早留置经鼻肠梗阻导管减压，防止进展为粘连性肠梗阻。一般肠梗阻导管留置 3～5 日，梗阻明显缓解，可以进少量清流食。

麻痹性肠梗阻的预防：术后出现的肠梗阻多在术前有相关诱因，如糖尿病、便秘、营养不良、焦虑症等，除了提供适当的心理辅导外，亦应提供适当的对症治疗。例如，对于焦虑症，抗焦虑药物治疗（氟哌噻吨美利曲辛片和枸橼酸坦康螺蛔胶囊等）是必要的。部分患者还存在肠功能障碍（糖尿病、便秘等），表现为蠕动较差，排空时间长，对于此类患者可通过术前及术后早期行腹腔彩超观察其肠蠕动情况决定术后进食的时间，且术前要给予肠康复治疗（益生元、益生菌等），术后给予肠道营养序贯治疗。如有营养不良，还需给予蛋白强化治疗。

四、术后早期炎性肠梗阻

术后早期炎性肠梗阻（early postoperative inflammatory small bowel obstruction，EPISBO），是由腹部外伤或腹内炎症引起的肠壁水肿、渗出而形成的一种机械性与动力性同时存在障碍的粘连性肠梗阻。

引起 EPISBO 的原因主要有手术创伤、腹腔内无菌性炎症如腹腔内积血、积液、异物、坏死组织等。EPISBO 在手术后肠蠕动恢复后又再出现肠梗阻的表现，很少引起肠绞窄、肠坏死，需与术后早期肠梗阻鉴别。Ellozy 等认为术后早期肠梗阻是指术后 30 日内肠蠕动恢复后再次出现腹痛、呕吐及影像学存在肠梗阻的证据，可引起肠绞窄及肠坏死。

术后早期肠梗阻需要满足两个条件：①术后肠功能恢复后再次出现肠梗阻的症状、体征及 X 线影像学肠梗阻的证据；②经手术或 X 线证实为机械性肠梗阻。EPISBO 是术后早期肠梗阻的一种特殊表现形式。正如黎介寿院士所言，炎性肠梗阻确实是肠梗阻的一个独特类型，它有着独特的病史、症状、病理生理机制、诊断和治疗。炎性肠梗阻有着独特的发病过程。一般是本次手术前有着广泛的肠粘连或肠梗阻反复发作病史。大多数患者有腹部手术史，疾病多为化脓性或坏疽性阑尾炎、消化道穿孔、肠套叠、肠扭转等急腹症，且急症病程持续较长，病灶切除较晚，致腹腔粘连较重。少数患者虽无腹部手术史，但本次手术多发现腹腔有广泛粘连，而且对粘连进行了广泛分离。本次手术后，一般在3~4日后有少量排气，少量进食后迅速出现腹胀、肛门停止排气排便现象，偶伴轻微腹痛。亦可在手术后持续无排气排便。腹胀是患者的主诉，胃肠减压可抽出大量黄色或绿色肠液。症状持续一般约2周，最少1周，最长可达1个月。患者主要体征为腹部实变体征。部分患者有腹部膨隆，触之无压痛，但扣之胀痛不适。腹部的叩诊常为实音或浊音，听诊肠道无任何肠鸣音。腹部平片示全腹实变征，腹部大部分如肝脏影像。偶可见少量肠管积气，极少数可见少许液平。但这种液平与机械性肠梗阻的粗大、广泛的液平有着天壤之别。CT对炎性肠梗阻的诊断最有帮助。CT示肠壁增厚，肠袢间隙消失。肠腔扩张不匀，肠腔内积液为主，积气为辅。这种病变在原手术切口下最重，也最为典型。患者持续的腹胀，长达9天、19天甚至是29天的无肛门排气排便常令各级医生束手无策，不得不在各种压力下再次进行剖腹探查。术中发现最为典型。曾有一例因炎性肠梗阻手术发生肠瘘的患者转诊至笔者医院，原术者将手术中所见腹部情况描述为"冰冻腹""饼状腹""铁板腹"。打开腹腔后，发现腹腔内肠管毫无间隙，如冰冻状。即使有点儿缝隙，也如北方人吃的烧饼，表面有一条缝儿，剪刀分下去，再也见不到缝儿。用尽蛮力分下去，就是破裂的肠管。手术只能造成无法关腹、损伤肠管与肠瘘，或是大量切除肠管，这就是典型的术后炎性肠梗阻。因炎性肠梗阻引起肠瘘和腹腔感染的患者行手术引流时，我们也经常见到黎介寿院士所说的"看似有缝，实则无缝"的典型炎性肠梗阻。有趣的是，这些患者多在1个月左右就能恢复肠内营养。3个月或更长时间再次手术切除肠瘘时，再也看不到当时手术粘连成团的情形，取而代之的是膜性的柔软的纤维粘连。黎介寿院士认为，术后早期炎性肠梗阻，既不是单纯的机械性肠梗阻，也不是单纯的麻痹性肠梗阻，它是发生于手术后，因为机械损伤、炎性反应、肠壁水肿等多种因素所致的肠道动力功能障碍，其发生机制中既有机械的因素，亦有动力性的因素。黎介寿院士针对这一病理机制所设计的一整套治疗方法行之有效，其要点包括：①完全禁食禁水并行胃肠减压；②应用生长抑素抑制肠液分泌；③使用地塞米松减轻肠壁炎症水肿；④在肠道功能恢复后经过适当的肠内营养后即可恢复经口进食。因为黎介寿院士提出炎性肠梗阻的概念，腹部外科医生对这一独特的肠梗阻类型有了一定的认识。如黎介寿院士所言，因为炎性肠梗阻手术合并的肠瘘、短肠综合征少了。

第三节 出 血

一、结直肠术后出血的分类

结直肠切除术后经腹腔引流管引流出淡血性液体（一般<200ml/d），或经肛门排出少

许暗红色血液，并逐渐减少，是正常的手术恢复过程。早期（72h 内）大出血是结直肠切除术后严重的并发症，在临床上并不多见。因病情严重、非手术治疗效果差，病死率较高，如果外科处理不及时很可能危及患者的生命。因此，早期发现结直肠切除术后早期大出血，及时外科处理具有重要的临床意义。术后出血可根据出血部位分为腹腔内出血和消化道内出血。

腹腔内出血根据出血方式可分为血管出血和创面渗血。血管出血又可根据出血时间分为早期血管出血和迟发性血管出血。腹腔内出血最常见原因为创面渗血，此类出血一般出血量少，出血速度慢，较少引起血流动力学变化，术后出血大多为此类出血。但也有少数情况下出血量大，速度快，造成患者生命体征波动而进行二次手术，但再次剖腹探查不能找到明确出血点，仅在创面形成血肿或血凝块。

早期血管出血发生时间较早，多在术后 24h 内，甚至数小时内发生。其原因为：①血管被钳夹后韧性下降、结扎线太松或血管断端过短，导致结扎不彻底，结扎线脱落；②超声刀分离凝闭血管断端不彻底。超声刀对于小血管的凝闭止血作用可以提高手术效率，但其止血效果受到很多因素的影响，止血不彻底，术后易发生意外出血。

迟发性血管出血多较晚发生，通常发生在术后 5~7 日，甚至更晚。其原因为：①术中清扫淋巴结过分追求血管"脉络化"或"骨骼化"，能量平台（超声刀、电刀等）紧贴血管壁，损伤血管外膜，导致假性动脉瘤，术后血压波动引起血管断端破裂出血；②继发于腹腔感染或消化道瘘腐蚀血管。

结直肠术后消化道内出血根据出血部位可分为吻合口（或残端）出血与其他部位出血（胃、十二指肠、小肠等）。吻合口（或残端）出血多在手术中即开始出血，术中有时可见消化道饱胀，术后早期（24h）便出现较多血块或暗红色液体。尽管近年来各种切割闭合器不断创新、手术技术不断进步，但术后吻合口（或残端）出血的病例仍时有报道。吻合口出血和残端出血发生原因相似：①机械吻合引起的残端或吻合口旁黏膜撕裂伤；②机械吻合时组织嵌顿，吻合不可靠；③吻合钉未能有效闭合残端或吻合口血管；④吻合口加固时意外刺破血管引起出血。

结直肠术后消化道其他部位出血包括胃、十二指肠、小肠等，以胃、十二指肠多见，以小肠出血最难治疗。结直肠术后上消化道出血患者多数术前有基础疾病史（溃疡病、肝硬化等）、凝血机制异常（抗凝药等），同时术中、术后合并有较大应激（术中大量出血、术后感染、吻合口瘘等），可能引起溃疡出血或急性胃肠黏膜病变出血。小肠出血病因较多，年龄＜40 岁患者的常见出血病因为克罗恩病（炎性肠病）、肿瘤、梅克尔憩室（Meckel diverticulum）、Dieulafoy 病及息肉综合征等。年龄＞40 岁患者的常见出血病因为血管畸形、Dieulafoy 病、非甾体抗炎药相关性溃疡、应激性溃疡、肿瘤、小肠憩室及缺血性肠病等。也有少见病因导致小肠出血，如过敏性紫癜、小肠血管畸形和（或）门静脉高压、肠道寄生虫感染、淀粉样变性、蓝色橡皮疱痣综合征、遗传性息肉综合征、血管肠瘘等。小肠出血比较隐匿，诊断及治疗较困难。

二、结直肠术后出血的诊断

结直肠术后短期从胃管、腹腔引流管引出大量新鲜血液或便出大量暗红色血并伴有大量凝血块,即可明确术后出血诊断。通常患者在表现出外科管道引流出血性液体或便血(直肠除外)之前,会有突发腹痛、冷汗、意识改变、心率增快、呼吸加快、血压降低、血氧饱和度下降等表现,此时应警惕是否发生术后出血,立即检查引流是否通畅,触诊腹部是否有肌紧张、压痛,肛诊直肠是否有凝血块或较大量不凝血,监测脉搏、血压和血常规的变化,建立对术后出血的早期预警。术后早期大出血的诊断依据有:①手术后出现休克,意识淡漠,四肢皮肤湿冷,收缩压<120mmHg 或脉压<20mmHg,心率>100 次/分,或休克指数(休克指数=脉率/收缩压)≥1,血红蛋白进行性降低;②腹腔引流管流出较多血液(引流量超过 50ml/h);③腹腔穿刺抽出不凝血;④便出大量暗红色血并伴有大量凝血块。另外,腹部 B 超、CT 和磁共振成像(MRI)检查有助于诊断。结肠术后出血诊断比较容易,但有时明确出血的部位却很难。一旦诊断出血,下一步应尽快明确出血部位,首先明确是腹腔还是胃肠道出血,腹腔引流管引出大量新鲜血性液体,彩超或 CT 示腹腔较大量积液且诊断穿刺为血性液体,多数可诊断为腹腔内出血;胃管引出暗红色血性液体或便出大量暗红色血并伴有大量凝血块,一般可诊断为消化道出血,多数结直肠术后 24h 内或更早大量便血伴有凝血块,首先考虑吻合口(或残端)出血,积极纠正贫血及凝血机制,如出血没有明显减少,需尽快行肠镜、胃镜明确出血部位,如胃肠镜(两次以上)未发现出血部位,需考虑小肠出血的可能。选择性系膜动脉数字减影血管造影(digital substraction angiography,DSA)确定出血的部位,对消化道出血的定位 DSA 诊断率为 44%~68%。DSA 受消化道出血速度影响,当出血速度达到 0.5ml/min 以上时,其对出血部位的检出率达 50%~72%;而当出血速度低于 0.5ml/min 时,检出率则下降到 25%~50%,因此如高度怀疑动脉出血,可多次行 DSA(2~3 次)检查,但行 DSA 检查最好是在出血时且血压不宜过低时发现出血概率较高,且静脉出血 DSA 检查阴性。如 DSA 检查为阴性且又高度怀疑小肠出血时,可考虑行小肠镜检查,小肠镜包括双气囊小肠镜和单气囊小肠镜,可经口和(或)经肛途径检查,能直接观察小肠腔内的病变,也可进行内镜下治疗。双气囊小肠镜和单气囊小肠镜对可疑小肠出血都有较高的诊断率,且对显性小肠出血的诊断阳性率高于隐性出血。

尽管胃肠镜、DSA 及小肠镜可明确诊断,但对于生命体征不稳定者不宜作为常规检查方法。早期确诊仍十分困难,尤其是早期出血量尚不多时可误认为术后反应性渗出液或残留于腹腔内积血。因此,胃肠道术后必须密切观察,注意生命体征的变化,记录每小时尿量、排便情况(性质、量、频次),切实保持腹腔引流管通畅,必要时持续负压吸引。有休克征象时,应及时行腹部彩超检查,必要时反复腹腔穿刺,尽可能早期诊断、及时处理。

三、结直肠术后出血治疗

结直肠术后肠道或腹腔发生出血后,应根据出血量多少给予药物治疗,失血量在血容量的 10%（400ml 左右）以下时可无循环功能不全的全身表现，应用质子泵抑制剂（上消化道出血应用奥美拉唑 808 方案等）、生长抑素类药物（如注射用生长抑素思他宁等）、注射用血凝酶（如注射用血凝酶巴曲亭等）；失血量短期内达到血容量的 20%（1000ml 左右）时即可发现手掌横纹红色消失，脉搏增快，血压下降，此时如不能快速输液及输血，出血量进一步加大，将出现休克，此时应以输红细胞为主，并给予大量血浆及冷沉淀纠正凝血机制，如凝血象异常，给予补充相应凝血因子（凝血酶原复合物、纤维蛋白原等），必要时给予合成第Ⅶ因子等止血药，并补充维生素 K（尤其是老年患者）及钙剂。这些非手术处置既是治疗，也是有创处置（胃肠镜、DSA 等）前及术前准备。结直肠术后吻合口（或残端）及上消化道出血通过胃肠镜或 DSA 多数止血都能成功，但术后短时间内进行肠镜检查容易造成吻合口（或残端）破裂，且出血量较大时，肠腔内较多的血液或血凝块会影响视野，因此做肠镜检查时应由经验丰富、技术娴熟的消化科医生操作，以避免医源性副损伤。小肠出血量较大且通过 DSA 及小肠镜止血未成功者，需考虑剖腹探查，小肠出血多数为肠管异常（肿瘤、憩室等），术中可触及病变部位，切除相应肠管即可，但部分小肠出血肠管无异常（溃疡、血管畸形等），可能探查为阴性，多数中心此时可能放弃探查，笔者所在中心也曾遇到 3 例此种情况，笔者将距回盲 100～150cm 处回肠切开后行术中小肠镜探查，找到相应病变，给予切除吻合，如术中小肠镜仍未找到出血部位，笔者建议切开回肠不给予缝合、切除而行双腔造口，好处是术后如再次出血，可经造口再次探查出血并给予治疗。

　　结直肠术后腹腔内大出血的再手术指征与处理原则：一旦有手术指征就应立即手术，而且越快越好。文献报道，腹部手术后倘若出现以下情况，即具有再手术的指征：①术后持续 4 小时引流量在 100ml/h 以上或连续 2 小时超过 200ml，且保守治疗（药物治疗、DSA 等）不能使之减少。部分术后出血患者由于出血速度慢、引流管被血块堵塞，表现为引流管持续引流暗红色液体，症状不明显，病情相对平稳，保守治疗后症状改善但病情反复，尽早手术探查可防止病情恶化。②血红蛋白进行性下降。③患者血压持续下降，且经输血不能使血压稳定者，或引流量不多但经快速输液输血后仍出现休克体征。④床旁彩超监测示腹腔内积血。⑤腹腔穿刺抽出不凝血液。

　　术后出血及时再手术是重要的治疗措施，但需要把握手术时机。外科管道短时间内引流出大量血性液体意味着血管破裂出血，应立即行手术治疗。由于引流不畅、机体代偿、输血治疗等原因，出血患者可表现为引流少、病情缓，此时应密切监视病情，对于输血后血红蛋白不升反降的患者应果断行手术治疗。因为再次手术风险大，出现并发症和死亡的概率较高，只有尽快手术才能抢救患者生命。如果术者存在侥幸心理，犹豫不决，延迟再手术时间，就会丧失抢救时机。再次手术治疗时应注意：①尽量在短时间内补充血容量，改善凝血功能；②尽可能了解首次手术的方式、操作范围、术中暴露情况等；③因出血部位一般多在首次手术区域，故以原切口进腹为宜，必要时可延长切口；④手术需要良好的麻醉与肌松，易于显露，避免再发生其他医源性损伤；⑤再次手术的方式应尽可能简捷、有效，一般以出血部位的缝扎止血为主，如是创面多处渗血，应首先努力改善凝血状况，渗血面以生物胶、止血纱、氩气刀等止血；⑥术毕放置双套管引流，利于术后观察。

　　此外，继发于腹腔感染或消化道瘘腐蚀血管出血，主要原因是引流不畅，通过更换引流方式（双套管）、通畅引流、外加药物等治疗，多数出血都不用再次手术，而且引起的腹腔内出血多数为静脉出血，且部位多数在脓腔或瘘口附近，局部加压有时也可起到一定的止血效果。

第四节　术后腹腔感染

结直肠术后腹腔感染很多是肠道吻合导致肠腔细菌进入腹腔而引起的感染，也可来自手术时污染、血肿和异物存留所导致的外源性感染，细菌进入游离腹腔后会定殖、繁殖，之后可产生毒素并释放入血。术后腹腔感染多见于术前免疫力受损患者，包括术前营养不良、放化疗、糖尿病、肝硬化、口服激素及免疫抑制剂等，此类患者术后出现腹腔感染的概率明显增高。术后吻合瘘引起的腹腔感染及诊治前面章节已提及，这里不再赘述。狭义的腹腔感染一般指腹膜炎和腹腔脓肿；广义的腹腔感染泛指腹部感染性外科疾病。根据感染发生地点的不同，可分为社区获得性腹腔感染和医院获得性腹腔感染。社区获得性腹腔感染主要是胃或十二指肠穿孔、小肠或结肠穿孔、阑尾穿孔或阑尾周围脓肿；而临床更常见、治疗更棘手的是医源性腹腔感染，其主要指腹部手术后出现的腹腔内感染，此即为术后腹腔感染。

一、结直肠术后腹腔感染的诊断

结直肠术后腹腔感染后，因细菌及毒素对腹膜、胃肠道产生刺激，对水、电解质及内分泌系统、心、肺、肾和代谢功能产生影响，可表现出发热、腹痛、腹胀、腹肌紧张、恶心、呕吐等一系列症状和体征。及时发现并诊断，是术后腹腔感染治疗成功的关键。对于术后出现发热、血常规升高、腹膜刺激征的患者，须考虑到术后腹腔感染的可能，而且要警惕老年及体弱的患者，其虽然有腹腔感染但并不表现出腹膜刺激征。对于术后出现的脓毒症休克、急性呼吸窘迫综合征、腹腔间室综合征和（或）急性肾衰竭的患者，亦需要高度警惕是否并发术后腹腔感染。术后腹腔感染的诊断依据主要包括主诉及现病史、手术史、查体、实验室检查、影像学检查及腹腔穿刺等，需重点评估感染源、累及范围并确定病原菌。腹腔感染相关的临床表现，如发热、腹痛、特异性体征阳性、停止排气排便、腹部压痛、反跳痛及肌紧张等对腹腔感染的诊断有重要意义。实验室常见化验白细胞计数、中性粒细胞百分比、C 反应蛋白（CRP）及降钙素原（procalcitonin，PCT）增高等。超声与 CT 检查是常用的影像学检查方法。超声检查易于床旁实施，可发现腹腔脓肿与积液，并可用于实时动态评估，但易受胀气肠管的干扰，不易发现肠襻间的脓肿、深部脓肿、腹膜后脓肿及蜂窝织炎，且受到检查者技术水平及经验的限制。CT 检查是腹腔感染影像学诊断的金标准，也是评估腹腔感染治疗效果的重要手段，灵敏度和特异度均高于超声。对疑似诊断腹腔感染的患者，提倡常规行腹部 CT 检查。有创检查包括诊断性腹腔穿刺、腹腔灌洗、腹腔镜探查等。诊断性腹腔穿刺操作简便、创伤小，在超声引导下实施更安全，引流的同时可进行病原学检查，有助于腹腔感染的诊断与评估。如怀疑腹腔感染存在，须采取积极诊断措施，不能因患者移动困难而放弃重要的影像学检查。腹腔感染诊断延误，进而导致干预措施的滞后（＞24h），是导致感染加重甚至治疗失败的主要原因。而对于有明显弥漫性腹膜炎症状而准备行急诊手术的患者，则无须进行诊断性影像学检查。

对于腹腔感染患者，可采集的标本包括血液、腹腔积液、腹膜透析液、病变部位抽吸物、病变组织等。标本采集注意事项：①尽可能在抗菌药物使用之前采集标本；②尽快送检，标本离体后不应超过 2h，尤其厌氧培养标本应立即送检；③尽可能不以拭子送检；④尽可能不以引流标本送检，术中初次引流标本除外。腹腔感染病原学实验室检测方法包括：标本直接涂片镜检（血液标本除外）、培养、鉴定及药物敏感试验等，特殊情况下可考虑应用分子诊断技术；血清标志物检测如 PCT，可为诊断及疗效评估提供参考。采集的标本培养结果为阳性时，如为细菌或念珠菌，需进行体外药物敏感试验，必要时加做耐药机制表型鉴定。有条件的情况下，还应对特殊耐药细菌进行耐药基因酶型测定。

二、判断术后腹腔感染的严重程度

复杂性腹腔感染不能用于评价腹腔感染的严重程度，即复杂性腹腔感染并不意味着重症感染，而需要根据患者年龄，有无营养不良、低白蛋白血症、恶性肿瘤等基础疾病，全身疾病严重程度（APACHE Ⅱ评分），腹腔感染的范围，干预措施的及时性等进行综合评估。有无合并脓毒症及脓毒症休克仍然是腹腔感染严重程度的重要指标，合并脓毒症及脓毒症休克的严重腹腔感染，单纯靠外科手术和抗生素无法控制症状，必须结合复苏、脏器功能支持、营养代谢支持及免疫功能调控方可治疗成功。

三、术后腹腔感染的治疗策略

及时有效的感染源控制措施，仍然是术后腹腔感染治疗的第一要素。充分控制感染源，清除腹腔内化脓坏死组织，最大程度减轻腹腔污染，治疗残余感染并预防感染复发是感染源控制的目标。针对感染源的控制措施，按照其对全身的影响，主要可分为微创的经皮穿刺引流、开腹引流及腹腔开放三类，应根据患者的一般情况和腹部感染的严重程度选择最佳治疗方案。微创的经皮穿刺引流如何以最小的创伤来换得患者最大的恢复，是目前急需引起重视的情况。术后腹腔感染可以腹腔单发或者多发脓肿的形式存在，对于这类患者首选经皮脓肿穿刺引流（percutaneous abscess drainage，PAD）。随着影像技术的发展和导管、导丝等介入器材的改进，近年发展起来的 PAD 技术越来越成熟，PAD 可在超声或 CT 定位导引下进行。最简便易行的是超声导引下的 PAD，可在超声室完成，也可在患者床旁进行。相对于超声，CT 引导下的 PAD 安全性更高，具有定位精确，穿刺路线清晰，进针角度、深度可预先设定的优点，穿刺成功率接近 100%。由于整个操作过程是在 CT 引导下进行的，故可随时调整穿刺方向，确保引流管位置恰当，从而保证引流充分。PAD 对病情危重的术后腹腔感染患者可起到暂时缓解病情、改善脏器功能的作用。由于 PAD 是一种被动引流，而且穿刺引流管较细，而术后腹腔感染患者多合并消化道穿孔或吻合口瘘，有肠液持续流出，因此也有学者提出采用经皮经腹腔穿刺器置入双套管进行主动引流。对于腹腔感染未局限、发生弥漫性腹膜炎的患者，单纯双套管引流不彻底，此时则需考虑开腹手术引流。

开腹手术治疗腹腔感染的基本原则是腹腔冲洗、清除或转流感染源、适当清除坏死组织及充分引流。应尽可能地充分控制感染源，避免感染源继续污染腹腔，避免细菌与毒素不断入血。

通过手术去除感染源，清除坏死组织，吸尽脓液。在术中还要进行广泛的腹腔冲洗及放置引流管，以便于术后进行持续的负压冲洗引流。对于腹腔冲洗，曾经有过争论。原来认为腹腔冲洗会导致感染的扩散，因此反对行腹腔冲洗。而研究表明，广泛彻底的腹腔冲洗可从总体上减少对机体有害的细菌、脓液和坏死组织，减少残存感染灶和防止新的感染灶形成。因此，针对腹腔感染的腹腔冲洗必须量大、彻底。量大，就是腹腔冲洗使用的生理盐水要达到 100～150ml/kg 体重。彻底，就是要将腹腔的各个部位包括各潜在间隙进行广泛的冲洗。动物实验证实了腹腔冲洗可明显减少腹腔内细菌的数量，且对电解质无明显影响。临床实践也证实，一次性的彻底腹腔冲洗辅以术后持续的双套管负压冲洗引流行之有效，多可达到清除感染的目的。

对于常规外科处理不能控制的术后腹腔感染，可采用腹腔开放疗法。这一技术始于 20 世纪 80 年代，目前该方法已逐渐成熟，特别适于合并腹腔间室综合征、广泛腹壁坏死及进行性多脏器功能障碍的严重腹腔感染病例。腹腔开放最大的优点是能缓解腹腔内的压力，有利于预防和治疗呼吸衰竭、肾功能障碍，便于清除腹腔内坏死组织，引流腹腔内脓液。但腹腔开放有腹壁缺损及继发肠空气瘘的不足，后期消化道重建与腹壁缺损的修复技术要求亦高，需要严格掌握其适应证。

术后腹腔感染也需要建立阶梯式处理方案：首选微创改善引流或建立引流途径，单纯改善引流无法控制感染源时考虑开腹引流，在这个过程中，必须遵循损害控制原则，控制外科手术的损伤，且要控制腹腔感染并发的腹腔大出血；对于合并腹腔高压的腹腔感染患者，应积极行腹腔开放疗法。

腹腔感染除需要感染源控制措施（清创、引流等）外，还需合理使用抗菌药物。经验性抗菌药物治疗复杂性腹腔感染早期应根据科室致病菌流行特点选择经验性治疗用药。近年来，降阶梯疗法成为一种经验性抢救重症感染性疾病的治疗方案，是以患者临床表现、感染的严重程度、本地区细菌流行病学状况及药敏资料为依据的，同样适用于术后腹腔感染患者。降阶梯疗法要求在治疗初始即选用单一、广谱、强效的抗生素，以尽量覆盖所有可能引起感染的致病菌，迅速控制感染。目标性抗菌药物治疗一旦细菌培养结果和药物敏感试验结果明确，广谱抗生素的使用就应调整，以减少药物的数目和抗菌范围。除非感染源难以控制，一般确定致病菌的抗感染治疗应限于 4～7 日。如果抗感染治疗 4～7 日后，患者仍有持续或复发的腹腔感染症状，应行 CT 或超声等影像学检查明确诊断，根据菌培养及药敏结果去调整抗生素的使用。如果足量的经验性抗感染治疗并不能改善临床表现，还应考虑腹部以外的感染，如中心静脉导管相关感染、肺部感染、尿路感染等。对围术期腹腔感染患者，不仅要关注腹腔感染，更要关注腹腔感染带来的全身情况，如机体内环境的紊乱、免疫功能失衡、脓毒症、感染性休克及器官功能损伤。

四、腹腔感染重症患者的器官支持治疗

（一）重症腹腔感染患者的早期循环复苏

早期循环复苏是重症腹腔感染患者器官功能支持的重要基础，包括早期液体复苏和血管活性药物的应用。早期充分液体复苏是改善感染性休克患者全身氧代谢失衡、稳定血流动力学指标的重要措施，对降低病死率有关键作用。

早期循环复苏方案包括：针对所有符合重症感染或感染性休克的患者，应在诊断后 1h 内检测乳酸水平，如初始乳酸水平＞2mmol/L，则需反复监测；如果出现低血压或乳酸水平≥4mmol/L，则按照 30ml/kg 体重快速静脉滴注晶体液；液体复苏时或之后若患者仍存在持续低血压，则使用缩血管药物，保持平均动脉压（mean arterial pressure，MAP）≥65mmHg；推荐将去甲肾上腺素作为首选的血管活性药物，应用大剂量去甲肾上腺素[＞1μg/（kg·min）]时，可加用血管升压素（最大剂量 0.03U/min）或肾上腺素以达到目标 MAP，或加用血管升压素（最大剂量 0.03U/min）以减少去甲肾上腺素的剂量；对于低危的心动过速、绝对或相对心动过缓的患者，可应用多巴胺替代去甲肾上腺素，但不推荐使用低剂量多巴胺进行肾脏保护；对于经充分液体负荷及缩血管药物升血压后仍然存在持续低灌注的患者，可尝试使用多巴酚丁胺；条件允许的情况下，建议所有使用升血压药物的患者尽快行动脉置管以连续动态监测血压。

（二）重症腹腔感染患者的营养支持治疗

严重腹腔感染的治疗过程中，患者治疗周期长，因腹腔感染所致的肠道功能障碍，患者往往不能经口进食，需长期肠外营养。肠外营养的致病缺陷是反复导管感染与肝脏功能损害。为防止反复的导管感染，可加强导管皮肤入口处的换药。对于短期、初期使用的患者，还可先行尝试一段时间的经外周静脉的肠外营养支持（PPN）。鉴于对危重患者营养物质需要量的合理认识，脂肪乳剂参加供能和"全合一"技术的普及，肠外营养液的渗透压已较过去明显下降，一定时间（＞7 天）的经外周全肠外营养完全可能实现。对因导管相关感染拔除导管的患者，＞3 天的 PPN 更是必需的措施。

长期的禁食会导致肠道多种功能特别是屏障功能障碍，引起肠道菌群易位，诱发肠源性感染，使得肠道成为无法引流也不可能引流的脓腔。长期的禁食也会导致肝功能受损，加重腹腔感染合并的肝脏功能障碍，增加治疗难度。因此，应积极反复尝试肠内营养。通过肠内营养提供的能量占机体需要总能量的 20% 以上即可发挥肠内营养的药理学作用，即恢复与维持肠道的屏障功能。对于危重患者，肠内＋肠外营养可能是较实际的营养支持方式。对合并胃运动功能障碍或胃十二指肠病变的腹腔感染患者，如果没有预先放置空肠造口，还可以通过胃镜辅助或 X 线辅助放置的鼻肠管实施肠内营养。长时间的人工营养、感染与出血等并发症常会导致维生素 K、维生素 B_{12} 及磷的缺乏，引起出血、贫血和糖耐量下降等营养代谢异常，应及时补充。

总之，重症腹腔感染患者营养支持治疗的总体原则是在胃肠道解剖与功能允许的情况下，积极采用肠内营养支持。对于可以进行肠内营养的重症感染或感染性休克患者，建议

早期不给予单独或联合肠外营养，应启动早期肠内营养；对于无法实施早期肠内营养的重症感染或感染性休克患者，可早期给予 TPN，待可耐受肠内营养后逐渐增加营养。建议重症感染或感染性休克患者早期进行低热量的肠内营养，并根据患者耐受程度逐渐增加肠内营养的剂量；不建议常规监测重症感染或感染性休克患者的胃残余量，但对喂养不耐受或存在反流性误吸的高风险患者，建议使用促胃肠动力药物，监测胃残余量（非外科重症患者），建议放置幽门后喂养管（鼻肠管或 PEG）。

<h1 style="text-align:center">参 考 文 献</h1>

鲍扬，李幼生，黎介寿，2004. 早期肠内营养联合生长激素及生物蛋白胶对腹腔感染大鼠肠吻合口愈合的影响[J]. 肠外与肠内营养，11（3）：146.

丁士芳，周炜，翟茜，等，2015. 机械通气治疗腹部外科术后急性呼吸衰竭的临床研究[J]. 中国普通外科杂志，14（8）：605-607.

顾寿年，黎介寿，于泽平，等，1986. 腹膜炎手术中腹腔冲洗的效果和不同冲洗液冲洗后对机体的影响[J]. 中华实验外科杂志，3（1）：19-21.

黎介寿，2003. 肠外瘘的局部处理[M]. //黎介寿. 肠外瘘. 2 版. 北京：人民军医出版社：74-83.

黎介寿，2003. 肠外瘘[M]. 2 版. 北京：人民军医出版社：76-126.

黎介寿，韩建明，顾寿年，等，1994. 肠外瘘 661 例临床分析[J]. 普外临床，9：171-174，162.

黎介寿，李爱华，陈刚，等，1982. 严重腹腔感染病人的血清白蛋白与支链氨基酸值的改变[J]. 解放军医学杂志，7：86.

黎介寿，任建安，王新波，等，1999. 生长抑素与生长激素促进肠外瘘自愈的机理与临床研究[J]. 中华外科杂志，8（6）：447-449.

黎介寿，任建安，尹路，等，2002. 肠外瘘治疗——30 年的经验[J]. 中华外科杂志，40（2）：100-103.

黎介寿，于仁祥，郭安全，等，1978. 胃肠道外瘘（113 例的治疗体会）[J]. 中华外科杂志，16：214-217.

李维勤，黎介寿，顾军，等，1996. 腹腔感染对大鼠肝脏白蛋白基因表达的影响[J]. 普外临床，11（4）：212-214.

梁华平，张艳，耿波，1994. 黄芪多糖对烧伤小鼠细胞免疫功能的影响[J]. 中华整形烧伤外科杂志，10（2）：138-141.

任建安，2017. 腹腔感染风险因素分析与对策[J]. 中华消化外科杂志，16（12）：1167-1171.

任建安，蔡晓敏，姜军，等，2001. 肠外瘘早期确定性手术的临床研究[J]. 中华外科杂志，39（3）：191-194.

唐云，童明庆，于浩，等，2017. 吗啉硝唑联合阑尾切除术治疗化脓性或坏疽性阑尾炎的有效性和安全性研究[J]. 中华普通外科杂志，32（8）：678-682.

汪谦，夏穗生，姜汉英，等，1994. 大鼠肝细胞、Kupffer 和 Ito 细胞的分离与培养[J]. 中华实验外科杂志，11（2）：72-73.

王政华，贺咏宁，贺长春，2006. 腹腔镜灌洗引流在重症急性胰腺炎治疗中的早期应用[J]. 广西医科大学学报，23（6）：981-982.

杨龙峰，瞿星光，叶永青，等，2014. 早期无创正压通气治疗严重腹腔感染术后并发急性肺损伤 42 例临床观察[J]. 临床合理用药杂志，7（13）：8-10.

张军峰，孙勇伟，花荣，等，2014. 胰腺术后腹腔感染的分析及治疗[J]. 中华肝胆外科杂志，20（7）：519-523.

Alvarez C，McFadden D W，Reber H A，2000. Complicated enterocutaneous fistulas：failure of octreotide to improve healing[J]. World J Surg，24（5）：533-538.

Bassetti M，Peghin M，Carnelutti A，et al，2017. Clinical characteristics and predictors of mortality in cirrhotic patients with candidemia and intra-abdominal candidiasis：a multicenter study[J]. Intensive Care Med，43（4）：509-518.

Bresci G，Parisi G，Bertoni M，et al，2005. The role of video capsule endoscopy for evaluating obscure gastrointestinal bleeding：usefulness of early use[J]. J Gastroenterol，40（3）：256-259.

Buscaglia J M，Richards R，Wilkinson M N，et al，2011. Diagnostic yield of spiral enteroscopy when performed for the evaluation of abnormal capsule endoscopy findings[J]. J Clin Gastroenterol，45（4）：342-346.

Cederholm T，Bosaeus I，Barazzoni R，et al，2015. Diagnostic criteria for malnutrition- an ESPEN consensus statement[J]. Clin Nutr，34（3）：335-340.

Chang Y T，Coombs G，Ling T，et al，2017. Epidemiology and trends in the antibiotic susceptibilities of Gram-negative bacilli isolated from patients with intra-abdominal infections in the Asia-Pacific region，2010-2013[J]. Int J Antimicrob Agents，49（6）：734-739.

Chapin R B，Roy S，Chorboneau R，et al，1995. Regulation of the transcription factor C /EBP alpha following peritoneal sepsis[J]. J Surg Res，59（4）：460-467.

Chen Y H，Hsueh P R，Badal R E，et al，2011. Antimicrobial susceptibility profiles of aerobic and facultative Gram-negative bacilli isolated from patients with intra-abdominal infections in the Asia-Pacific region according to currently established susceptibility interpretive criteria[J]. J Infect, 62（4）: 280-291.

Christensen H, Flyvbjerg A, 1992. Dose-dependant stimulatory effect of human growth hormone on the strength and collagen deposition of colonic anastomoses in the rat[J]. Acta Endocrinolgica, 126（5）: 438-443.

Christou N V, Barie P S, Dellinger E P, et al, 1993. Surgical Infection Society intra-abdominal infection study. Prospective evaluation of management techniques and outcome[J]. Arch Surg, 128（2）: 193-198; Discussion 198-199.

Clarke J O, Giday S A, Magno P, et al, 2008. How good is capsule endoscopy for detection of periampullary lesions?Results of a tertiary-referral center[J]. Gastrointest Endosc, 68（2）: 267-272.

Currie G M, Kiat H, Wheat J M, 2011. Scintigraphic evaluation of acute lower gastrointestinal hemorrhage: current status and future directions[J]. J Clin Gastroenterol, 45（2）: 92-99.

Darwazeh G, Cunningham S C, Kowdley G C, 2016. A systematic review of perforated appendicitis and phlegmon: interval appendectomy or wait and-see?[J]. Am Surg, 82（1）: 11-15.

De Franceschi L, Iolascon A, Taher A, et al, 2017. Clinical management of iron deficiency anemia in adults: systemic review on advances in diagnosis and treatment[J]. Eur J Intern Med, 42: 16-23.

Dellit T H, Owens R C, McGowan J E, et al, 2007. Infectious diseases society of America and the society for healthcare epidemiology of America guidelines for developing an institutional program to enhance antimicrobial stewardship[J]. Clin Infect Dis, 44（2）: 159-177.

Despott E J, Hughes S, Marden P, et al, 2010. First cases of spiral enteroscopy in the UK: let's "torque" about it![J]. Endoscopy, 42（6）: 517.

Di Costanzo J, Cano N, Martin J, et al, 1987. Treatment of external gastrointestinal fistulas by a combination of total parenteral nutrition and somatostatin[J]. JPEN, 11（5）: 465-470.

Douard R, Wind P, Panis Y, et al, 2000. Intraoperative enteroscopy for diagnosis and management of unexplained gastrointestinal bleeding[J]. Am J Surg, 180（3）: 181-184.

Dudrick S J, Maharaj A R, McKelvey A A, 1999. Artificial nutritional support in patients with gastrointestinal fistulas[J]. World J Surg, 23（6）: 570-576.

Ell C, May A, 2006. Mid-gastrointestinal bleeding: capsule endoscopy and push-and-pull enteroscopy give rise to a new medical term[J]. Endoscopy, 38（1）: 73-75.

Estévez E, González-Conde B, Vázquez-Iglesias J L, et al, 2006. Diagnostic yield and clinical outcomes after capsule endoscopy in 100 consecutive patients with obscure gastrointestinal bleeding[J]. Eur J Gastroenterol Hepatol, 18（8）: 881-888.

Evers B M, 2001. Small bowel//Townsend Jr C M, Beauchamp R D, Evers B M, et al. Sabiston textbook of surgery[M]. 16th ed. Philadephia: Saunders Company: 873-916.

Fan G W, Chen T H, Lin W P, et al, 2013. Angiodysplasia and bleeding in the small intestine treated by balloon-assisted enteroscopy[J]. J Dig Dis, 14（3）: 113-116.

Farthmann E H, Schöffel U, 1998. Epidemiology and pathophysiology of intraabdominal infections（IAI）[J]. Infection, 26（5）: 329-334.

Flum D R, Morris A, Koepsell T, et al, 2001. Has misdiagnosis of appendicitis decreased over time? A population-based analysis[J]. JAMA, 286（14）: 1748-1753.

Friebe B, Wieners G, 2011. Radiographic techniques for the localization and treatment of gastrointestinal bleeding of obscure origin[J]. Eur J Trauma Emerg Surg, 37（4）: 353.

Gaieski D F, Mikkelsen M E, Band R A, et al, 2010. Impact of time to antibiotics on survival in patients with severe sepsis or septic shock in whom early goal-directed therapy was initiated in the emergency department[J]. Crit Care Med, 38（4）: 1045-1053.

Galbán C, Montejo J, Mesejo A, et al, 2000. An immune-enhancing enteral diet reduces mortality rate and episodes of bacteremia in septic intensive care unit patients[J]. Crit Care Med, 28（3）: 643-648.

Ge Z Z, Chen H M, Gao Y J, et al, 2011. Efficacy of thalidomide for refractory gastrointestinal bleeding from vascular malformation[J]. Gastroenterology, 141（5）: 1629-1637.

Gerson L B, 2017. Small bowel bleeding: udated algorithm and outcomes[J]. Gastrointest Endosc Clin N Am, 27（1）: 171-180.

Gerson L B, Fidler J L, Cave D R, et al, 2015. ACG clinical guideline: diagnosis and management of small bowel bleeding[J]. Am J Gastroenterol, 110（9）: 1265-1287; quiz 1288.

Ghassemi K A, Jensen D M, 2013. Lower GI bleeding: epidemiology and management [J]. Curr Gastroenterol Rep, 15（7）: 333.

Gillespie C J, Sutherland A D, Mossop P J, et al, 2010. Mesenteric embolization for lower gastrointestinal bleeding[J]. Dis Colon Rectum, 53（9）: 1258-1264.

Guo K, Ren J, Wang G, et al, 2015. Early liver dysfunction in patients with intra- abdominal infections[J]. Medicine（Baltimore）, 94（42）: e1782.

Guthrie R D Jr, Hins C Jr, 1991. Use of intravenous albumin in the critically ill patient[J]. Am J Gastroenterol, 86（3）: 255-263.

Hartmann D, Schmidt H, Bolz G, et al, 2005. A prospective two-center study comparing wireless capsule endoscopy with intraoperative enteroscopy in patients with obscure GI bleeding[J]. Gastrointest Endosc, 61（7）: 826-832.

Hawser S, Hoban D J, Badal R E, et al, 2015. Epidemiology and antimicrobial susceptibility of Gram-negative aerobic bacteria causing intra-abdominal infections during 2010-2011[J]. J Chemother, 27（2）: 67-73.

Heo H M, Park C H, Lim J S, et al, 2012. The role of capsule endoscopy after negative CT enterography in patients with obscure gastrointestinal bleeding[J]. Eur Radiol, 22（6）: 1159-1166.

Hohn A, Schroeder S, Gehrt A, et al, 2013. Procalcitonin-guided algorithm to reduce length of antibiotic therapy in patients with severe sepsis and septic shock[J]. BMC Infect Dis, 13（1）: 158.

Holleran G, Hall B, Breslin N, et al, 2016. Long-acting somatostatin analogues provide significant beneficial effect in patients with refractory small bowel angiodysplasia: results from a proof of concept open label mono-centre trial[J]. United European Gastroenterol J, 4（1）: 70-76.

Howarth D M, Tang K, Lees W, 2002. The clinical utility of nuclear medicine imaging for the detection of occult gastrointestinal haemorrhage[J]. Nucl Med Commun, 23（6）: 591-594.

Huprich J E, Fletcher J G, Fidler J L, et al, 2011. Prospective blinded comparison of wireless capsule endoscopy and multiphase CT enterography in obscure gastrointestinal bleeding[J]. Radiology, 260（3）: 744-751.

Iddan G, Meron G, Glukhovsky A, et al, 2000. Wireless capsule endoscopy[J]. Nature, 405（6785）: 417.

Jäger B, Drolz A, Michl B, et al, 2012. Jaundice increases the rate of complications and one-year mortality in patients with hypoxic hepatitis[J]. Hepatology, 56（6）: 2297-2304.

Judah J R, Draganov P V, Lam Y, et al, 2010. Spiral enteroscopy is safe and effective for an elderly United States population of patients with numerous comorbidities[J]. Clin Gastroenterol Hepatol, 8（7）: 572-576.

Junquera F, Feu F, Papo M, et al, 2001. A multicenter, randomized, clinical trial of hormonal therapy in the prevention of rebleeding from gastrointestinal angiodysplasia[J]. Gastroenterology, 121（5）: 1073-1079.

Kaizu K, Inada Y, Kawamura A, et al, 2010. Current status of blood purification in critical care in Japan[J]. Contrib Nephrol, 166: 4-10.

Kaplan M, 2004. Managing the open abdomen[J]. Ostomy Wound Manage, 50（1A Suppl）: C2, 1-8.

Kim H M, Yang S, Kim J, et al, 2010. Active locomotion of a paddling-based capsule endoscope in an in vitro and in vivo experiment（with videos）[J]. Gastrointest Endosc, 72（2）: 381-387.

Kong H, Kim Y S, Hyun J J, et al, 2006. Limited ability of capsule endoscopy to detect normally positioned duodenal papilla[J]. Gastrointest Endosc, 64（4）: 538-541.

Kotwal V S, Attar B M, Gupta S, et al, 2014. Should bowel preparation, antifoaming agents, or prokinetics be used before video capsule endoscopy? A systematic review and meta-analysis[J]. Eur J Gastroenterol Hepatol, 26（2）: 137-145.

Kriwanek S, Gschwantler M, Beckerhinn P, et al, 2000. Reconstructive intestinal surgery after open management of severe intraabdominal infection[J]. World J Surg, 24（8）: 999-1003.

Lepileur L, Dray X, Antonietti M, et al, 2012. Factors associated with diagnosis of obscure gastrointestinal bleeding by video capsule enteroscopy [J]. Clin Gastroenterol Hepatol, 10（12）: 1376-1380.

Li X, Zhao Y J, Dai J, et al, 2014. Carbon dioxide insufflation improves the intubation depth and total enteroscopy rate in single-balloon enteroscopy: a randomised, controlled, double-blind trial[J]. Gut, 63（10）: 1560-1565.

Liao Z, Gao R, Xu C, et al, 2010. Indications and detection, completion, and retention rates of small-bowel capsule endoscopy: a systematic review[J]. Gastrointest Endosc, 71（2）: 280-286.

Liu C D, Glanlz G S, Livingston E H, 2003. Fibrin glue as a sealant for high-risk anastomosis in surgery for morbid obesity[J]. Obes Surg, 13（1）: 45-48.

Lopez N, Kobayashi L, Coimbra R, 2011. A comprehensive review of abdominal infections[J]. World J Emerg Surg, 6（1）: 7.

Malangoni M A, 2000. Evaluation and management of tertiary peritonitis[J]. Am Surg, 66（2）: 157-161.

Manno M, Riccioni M E, Cannizzaro R, et al, 2013. Diagnostic and therapeutic yield of single balloon enteroscopy inpatients with suspected small-bowel disease: results of the Italian multicentre study[J]. Dig Liver Dis, 45（3）: 211-215.

Maseda E, Suarez-de-la-Rica A, Anillo V, et al, 2015. Procalcitonin-guided therapy may reduce length of antibiotic treatment in intensive care unit patients with secondary peritonitis: a multicenter retrospective study[J]. J Crit Care, 30（3）: 537-542.

May A, Färber M, Aschmoneit I, et al, 2010. Prospective multicenter trial comparing push-and-pull enteroscopy with the single- and double-balloon techniques in patients with small-bowel disorders[J]. Am J Gastroenterol, 105（3）: 575-581.

May A, Nachbar L, Ell C, 2005. Double-balloon enteroscopy(push-and-pull enteroscopy)of the small bowel: feasibility and diagnostic and therapeutic yield in patients with suspected small bowel disease[J]. Gastrointest Endosc, 62（1）: 62-70.

Mazuski J E, Sawyer R G, Nathens A B, et al, 2002. The Surgical Infection Society guidelines on antimicrobial therapy for intra-abdominal infections: evidence for the recommendations[J]. Surg Infect（Larchmt）, 3（3）: 175-233.

Mazuski J E, Tessier J M, May A K, et al, 2017. The Surgical Infection Society revised guidelines on the management of intra-abdominal infection[J]. Surg Infect（Larchmt）, 18（1）: 1-76.

Mechanical Ventilation Committee of the Brazilian Intensive Care Medicine A, Commission of Intensive Therapy of the Brazilian Thoracic S, 2014. Brazilian recommendations of mechanical ventilation 2013. Part 1[J]. J Bras Pneumol, 40（4）: 327-363.

Minordi L M, Vecchioli A, Mirk P, et al, 2011. CT enterography with polyethylene glycol solution vs CT enteroclysis in small bowel disease[J]. Br J Radiol, 84（998）: 112-119.

Montravers P, Lepape A, Dubreuil L, et al, 2009. Clinical and microbiological profiles of community-acquired and nosocomial intra-abdominal infections: results of the French prospective, observational EBIIA study[J]. J Antimicrob Chemother, 63（4）: 785-794.

Montravers P, Tubach F, Lescot T, et al, 2018. Short-course antibiotic therapy for critically ill patients treated for postoperative intra-abdominal infection: the DURAPOP randomised clinicaltrial[J]. Intensive Care Med, 44（3）: 300-310.

Morita E, Ohtsuka N, Shindo Y, et al, 2010. In vivo trial of a driving system for a self-propelling capsule endoscope using a magnetic field（with videos）[J]. Gastrointest Endosc, 72（4）: 836-840.

Mschler O, May A, Müller M K, et al, 2011. Complications in and performance of double-balloon enteroscopy（DBE）: results from a large prospective DBE database in Germany[J]. Endoscopy, 43（6）: 484-489.

Nardone G, Compare D, Scarpignato C, et al, 2014. Long acting release-octreotide as "rescue" therapy to control angiodysplasia bleeding: a retrospective study of 98 cases[J]. Dig Liver Dis, 46（8）: 688-694.

Nardone G, Rocco A, Balzano T, et al, 1999. The efficacy of octreotide therapy in chronic bleeding due to vascular abnormalities of the gastrointestinal tract [J]. Aliment Pharmacol Ther, 13（11）: 1429-1436.

Niikura R, Yamada A, Nagata N, et al, 2016. New predictive model of rebleeding during follow-up of patients with obscure gastrointestinal bleeding: A multicenter cohort study[J]. J Gastroenterol Hepatol, 31（4）: 752-760.

Pasha S F, Leighton J A, 2016. Detection of suspected small bowel bleeding: challenges and controversies[J]. Expert Rev Gastroenterol Hepatol, 10（11）: 1235-1244.

Pasha S F, Leighton J A, Das A, et al, 2008. Double-balloon enteroscopy and capsule endoscopy have comparable diagnostic yield in small-bowel disease: a meta-analysis[J]. Clin Gastroenterol Hepatol, 6（6）: 671-676.

Pennazio M, 2006. Capsule endoscopy: Where are we after 6 years of clinical use? [J]. Dig Liver Dis, 38（12）: 867-878.

Pennazio M, Santucci R, Rondonotti E, et al, 2004. Outcome of patients with obscure gastrointestinal bleeding after capsule endoscopy: report of 100 consecutive cases[J]. Gastroenterology, 126（3）: 643-653.

Prachayakul V, Deesomsak M, Aswakul P, et al, 2013. The utility of single-balloon enteroscopy for the diagnosis and management of small bowel disorders according to their clinical manifestations: a retrospective review[J]. BMC Gastroenterol, 13: 103.

Rahmi G, Samaha E, Vahedi K, et al, 2014. Long-term follow-up of patients undergoing capsule and double-balloon enteroscopy for identification and treatment of small-bowel vascular lesions: a prospective, multicenter study[J]. Endoscopy, 46（7）: 591-597.

Reintam Blaser A, Malbrain M L, Starkopf J, et al, 2012. Gastrointestinal function in intensive care patients: terminology, definitions and management. Recommendations of the ESICM Working Group on Abdominal Problems[J]. Intensive Care Med, 38(3): 384-394.

Rhodes A, Evans L E, Alhazzani W, et al, 2017. Surviving sepsis campaign: international guidelines for management of sepsis and septic shock: 2016[J]. Crit Care Med, 45（3）: 486-552.

Romagnuolo J, Brock A S, Ranney N, 2015. Is endoscopic therapy effective for angioectasia in obscure gastrointestinal bleeding: a systematic review of the literature[J]. J Clin Gastroenterol, 49（10）：823-830.

Rondonotti E, Villa F, Mulder C J, et al, 2007. Small bowel capsule endoscopy in 2007：indications, risks and limitations[J]. World J Gastroenterol, 13（46）：6140-6149.

Samaha E, Rahmi G, Landi B, et al, 2012. Long-term outcome of patients treated with double balloon enteroscopy for small bowel vascular lesions[J]. Am J Gastroenterol, 107（2）：240-246.

Sartelli M, Catena F, Abu-Zidan F M, et al, 2017. Management of intra-abdominal infections：recommendations by the WSES 2016 consensus conference[J]. World J Emerg Surg, 12：22.

Sartelli M, Chichom-Mefire A, Labricciosa F M, et al, 2017. The management of intra-abdominal infections from a global perspective：2017 WSES guidelines for management of intra-abdominal infections[J]. World J Emerg Surg, 12：29.

Sartelli M, Viale P, Catena F, et al, 2013. 2013 WSES guidelines for management of intra-abdominal infections[J]. World J Emerg Surg, 8（1）：3.

Schröder T, Sainio V, Kivisaari L, et al, 1991. Pancreatic resection versus peritoneal lavage in acute necrotizing pancreatitis. A prospective randomized trial[J]. Ann Surg, 214（6）：663-666.

Sharma R J, Macallan D C, Sedgwick P, et al, 1992. Kinetics of endotoxin-induced acute-phase protein gene expression and its modulation by TNF-alpha monoclonal antibody[J]. Am J Physiol, 262（5 Pt 2）：786-793.

Slieker J C, Aellen S, Eggimann P, et al, 2017. Procalcitonin-guided antibiotics after surgery for peritonitis：a randomized controlled study[J]. Gastroenterol Res Pract, 20（3）：457-614.

Solomkin J S, Mazuski J E, Bradley J S, et al, 2010. Diagnosis and management of complicated intra-abdominal infection in adults and children：guidelines by the Surgical Infection Society and the Infectious Diseases Society of America[J]. Surg Infect（Larchmt）, 11（1）：79-109.

Strate L L, Syngal S, 2005. Predictors of utilization of early colonoscopy vs. radiography for severe lower intestinal bleeding[J]. Gastrointest Endosc, 61（1）：46-52.

Tabah A, Cotta M O, Garnacho-Montero J, et al, 2016. A systematic review of the definitions, determinants, and clinical outcomes of antimicrobial de-escalation in the intensive care unit[J]. Clin Infect Dis, 62（8）：1009-1017.

Taylor B E, McClave S A, Martindale R G, et al, 2016. Guidelines for the provision and assessment of nutrition support therapy in the adult criticallyⅢpatient：Society of Critical Care Medicine（SCCM）and American Society for Parenteral and Enteral Nutrition（A. S. P. E. N.）[J]. Crit Care Med, 44（2）：390-438.

van Rossem C C, Bolmers M D, Schreinemacher M H, et al, 2016. Diagnosing acute appendicitis：surgery or imaging?[J]. Colorectal Dis, 18（12）：1129-1132.

Van Sonneberg E, Wittich G R, Goodacre B W, et al, 2001. Percutaneous abscess drainage：update[J]. World J Surg, 25（3）：362-372.

Vargesson N, 2015. Thalidomide-induced teratogenesis：history and mechanisms[J]. Birth Defects Res C Embryo Today, 105（2）：140-156.

Velmahos G C, Degiannis E, Souter I, 1998. Relaparotomies for abdominal sepsis–why, when, how？A collective review[J]. S Afr J Surg, 36（2）：52-56.

Vincent J L, Rello J, Marshall J, et al, 2009. International study of the prevalence and outcomes of infection in intensive care units[J]. JAMA, 302（21）：2323-2329.

Waddell B E, Calton W C Jr, Steinberg S R, et al, 1997. The adverse effects of octreotide on wound healing in rats[J]. Am Surg, 63（5）：446-469.

Wang Z, Chen J Q, Liu J L, et al, 2013. CT enterography in obscure gastrointestinal bleeding：a systematic review and meta-analysis[J]. J Med Imaging Radiat Oncol, 57（3）：263-273.

Weiss G, Meyer F, Lippert H, 2006. Infectiological diagnostic problems in tertiary peritonitis[J]. Langenbecks Arch Surg, 391（5）：473-482.

Wu L M, Xu J R, Yin Y, et al, 2010. Usefulness of CT angiography in diagnosing acute gastrointestinal bleeding：a meta-analysis[J]. World J Gastroenterol, 16（31）：3957-3963.

Yamamoto H, Kita H, Sunada K, et al, 2004. Clinical outcomes of double-balloon endoscopy for the diagnosis and treatment of small-intestinal diseases[J]. Clin Gastroenterol Hepatol, 2（11）：1010-1016.

Yamamoto H, Sekine Y, Sato Y, et al, 2001. Total enteroscopy with a nonsurgical steerable double-balloon method[J]. Gastrointest Endosc, 53（2）：216-220.

Yung D E，Koulaouzidis A，Avni T，et al，2017. Clinical outcomes of negative small-bowel capsule endoscopy for small-bowel bleeding：a systematic review and meta-analysis[J]. Gastrointest Endosc，85（2）：305-317.

Zaman A，Sheppard B，Katon R M，1999. Total peroral intraoperative enteroscopy for obscure GI bleeding using a dedicated push enteroscope：diagnostic yield and patient outcome[J]. Gastrointest Endosc，50（4）：506-510.

Zhang H，Yang Q，Liao K，et al，2016. Antimicrobial susceptibilities of aerobic and facultative Gram-negative bacilli fromintra-abdominal infections in patients from seven regions in China in 2012 and 2013[J]. Antimicrob Agents Chemother，60（1）：245-251.

Zhang K，Zhu X，Hou C，et al，2019. Minimally invasive drainage versus open surgical debridement in SAP/SMAP-a network meta-analysis[J]. BMC Gastroenterol，19（1）：168.

Zhang Q，He Q，Liu J，et al，2013. Combined use of capsule endoscopy and double-balloon enteroscopy in the diagnosis of obscure gastrointestinal bleeding：meta-analysis and pooled analysis[J]. Hepato-gastroenterology，60（128）：1885-1891.